JN042027

悪い歯ならびは予防できる！
予防矯正®のための
口腔筋機能療法

Myofunctional Therapy
for prevention of malocclusion

クインテッセンス出版株式会社　2022

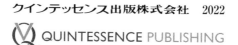

QUINTESSENCE PUBLISHING

Berlin | Chicago | Tokyo
Barcelona | London | Milan | Paris | Prague | Seoul | Warsaw
Beijing | Istanbul | Sao Paulo | Zagreb

推薦のことば

　本書のタイトルになっている「口腔筋機能療法」は、一般の人には聞きなれない用語かもしれません。体を動かすさまざまな筋肉のうち、口腔や顔面にかかわる筋肉は、「食べること」「しゃべること」「息をすること」「顔の表情をつくること」など、多くの重要な機能を担っています。このような口腔筋への適切な発達と機能獲得が阻害されると、上手にかめない、発音がおかしい、口呼吸やいびきなどが生じます。さらに顎・顔面の形態異常や歯ならびが悪くなる原因につながります。このことは2018年に「口腔機能発達不全症」が新しい歯科病名に収載され、現在は5人に1人の子どもたちが該当するとされています。これらの治療法として、1960年代から米国で口腔筋機能療法が普及し、確立しています。現在は医学的な有効性も確認され、歯科矯正の治療法の1つとして広く導入されています。

　本書は「予防矯正®のための口腔筋機能療法」を、保護者や医療関係者にわかりやすく解説する書となっています。最初にさまざまな口腔習癖に対する症状やその対応について説明があり、大まかに口腔筋機能療法のアウトラインが理解できます。つぎに「呼吸」「姿勢」「舌」「飲み込み」「口唇・顔」の5つの領域に分けて、テーブルスゴロクで一定の手順がわかりやすく説明され、最終的なゴールの設定が明確になっています。それぞれのステップを多くの写真やイラストを用いてわかりやすく解説されており、「ポイント」による追加の説明でチェックする項目がわかりやすくなっています。難しい専門用語も理解しやすいよう解説が加えられています。本書による口腔筋機能療法の最大のポイントは、保護者とともにお子さんが自主的に取り組めるようにわかりやすく、かつ、うまくいかない場合の対応法についても解説されていることです。本書の裏表紙に口腔習癖チェック表があり、これで簡単にお子さんの口腔機能などが確認できます。口腔筋機能療法の実践を通じて、子どもたちの適切な口腔機能を育み口腔機能発達不全症を改善し、結果的に歯ならびの不正などを未然に防止できる予防矯正®にも繋がります。最後の巻末に修了証書がありますので、ゴールまで達成できればお子さんに渡していただければ、望外の喜びになります。

　最後に著者の徳倉圭先生は、現在名古屋市で開業され、歯科矯正や小児歯科を含めて幅広く多くの歯科領域で活躍されています。海外留学や法学部卒業などの経歴を持ち、博士号（歯学）も取得され、臨床だけでなく研究分野でも期待されている新進気鋭の歯科医師であり、以上より私からも本書を強く推薦いたします。

2022年7月

玄　景華（朝日大学歯学部教授）

本書のはじめに

近年、口呼吸やお口ポカン、発音が悪い、食べ方が汚い、舌が前に出るといった口の機能の異常を訴えるお子さんが増えています。

こういった子どもたちは、口腔機能発達不全症という病気です。

症状を放置すると、歯ならびに影響を与えます。

この本の目的は、こういった機能異常を口腔筋機能療法によって改善し、歯ならびが悪くなることを予防することです。

本書では、口腔筋機能療法をできる限りシンプルに誰でも実践できるように工夫しました。保護者の方が、お子さまに歯磨きをしてあげるような感じでやってあげられるような内容になっています。

この本をたくさんの方に利用していただき、
機能の発達不全を改善する一助になればと願っています。

徳倉 圭　Kei Tokura
歯科医師・博士（歯学）

このテキストは、保護者の方だけでも利用できるように作られていますが、
口腔機能の問題に悩みをもつ保護者の方は、かかりつけの歯科医師にご相談ください。

3

なぜ舌が下にあると駄目なの?

舌はお口の天井(口蓋)に舌の先がくっつくのがよいです。下の前歯の裏側にあるのは低位舌という悪い状態で、口呼吸がしやすいので口呼吸が助長され、変な飲み込みにもなりやすいです。口の周りの筋肉の緊張が起こるため、下の前歯が内側に倒れてしまいます。

パパママが歯ならびが悪いと僕も私も歯ならびが悪くなるの?

歯ならびが悪くなるのは遺伝がすべてではありません。むしろ、その子の歯のまわりの筋肉の状態が大きく関係していると考えています。確かに、子は親に似ますから、遺伝の要素は関係ないわけではありません。ですが、八重歯の親だから、子が八重歯になるとは私たちは考えていません。

口のまわりの筋肉の異常があると何が起こるの?

歯の周りには筋肉がいっぱいあります。唇も筋肉、頬も筋肉、舌も筋肉。歯の内側と外側の筋肉の力のバランスがとれるところに歯は並びます。どこかの筋肉の力が強かったり、弱かったりすると、歯が倒れてしまいます。その結果として、歯ならびが悪くなります。

どうして姿勢を良くしないといけないの?

今の子どもはスマホやゲームをすることで猫背になることが多いです。下顎が前方位になり、舌が低位になり、口呼吸になりやすくなります。まず姿勢から正していきます。

お口ポカンと顔立ちの発達にはかかわりがあるの?

あります。お口ポカンの子は口呼吸、低位舌を併発している場合が多いです。口の周りの筋肉が弛緩して、ゆるんだ表情になっていきます。筋肉のあり方が顔の骨格の発達に与える影響はゼロではありません。

どうして口がへの字口になるの?

への字口だと、顎にもシワがありませんか? への字口は上唇が下方向に伸びないことが原因です。だから顎の筋肉を無理に使って下唇を上げて口を閉じているために、顎にシワがよってへの字口になってしまいます。

食事中にクチャクチャ音がするのはどうして?

鼻での呼吸が苦手だと、口を閉じてモグモグすることができません。
口を閉じることができないと、クチャクチャと食べ物を噛む音が
してしまいます。

口が臭うのはどうして?

口呼吸は口臭の元となります。口が乾くと口の中の細菌が増殖します。
口を自然に閉じられるようにしましょう。

発音(滑舌)が悪いのはどうして?

発音(滑舌)が悪いのは、唇や舌の使い方が下手だからです。
唇の使い方が下手だと「ま行」が、舌の先の使い方が下手だと「た行」「さ行」が、
舌の奥の使い方が下手だと「か行」が言えなくなります。舌の筋(舌小帯)が短い
子がいたらかかりつけ歯科医院で診てもらいましょう。

固い食べ物が苦手? 水分がないと飲み込めない?

食べ物を「かじり取る」ということをさせているでしょうか。噛むことが得意になる
ためには、「かじり取る」ことが大事だと私達は考えています。雑炊やお茶漬けが
大好きというような子は、噛まずに流し込んで食事をしている可能性があります。
この場合も、舌の機能が重要になるのです。

口腔筋機能療法って何するの?

お口の機能の異常は、成長発育のどこかでまちがった機能を獲得したこ
とにより起こります。口腔筋機能療法は、それらの機能をもう一度正しく
獲得してもらうために、手順に沿ったトレーニングを行います。

お口ポカンをどうやって治すの?

舌を上の前歯の後ろにつけてみてください。口が閉じやすくなりますよね。
舌を下の前歯の後ろにおいてみてください。口が開きやすくなりますよね。
トレーニングを通して、お口の天井につけられるようにしていきます。

どうしたら口呼吸が良くなるの？

舌が下の前歯の裏側にあると、口呼吸はしやすくなります。
でも、舌がお口の天井についていると口呼吸はしにくいですよね。トレーニングを通して、舌がお口の天井につけられるようにして、口呼吸の改善をしていきます。

食べ方（飲み込み）がなぜ良くなるの？

トレーニングを行っていくと、姿勢が良くなり、舌の位置や機能が整い、適切な飲み込み方になっていきます。また、口の周りの筋肉が飲み込みのときに緊張しないようになると、より良くなります。口呼吸ではなく、鼻呼吸をしながら食事ができれば、食事中のクチャクチャ音もなくなります。

なぜ歯ならびが変わるの？

歯の内側と外側の筋肉が、バランス良く歯を支えられるようになると、きれいに歯がならびやすくなります。
口腔筋機能療法で歯の周囲の筋肉の異常をなくしましょう。

いつから口腔筋機能療法は始めればいいの？

始められるのは4歳くらいからです。少しずつ慣らしていくのが本当は良いです。保護者の方による仕上げ磨きの後に、5分で良いので口腔筋機能療法（MFT）を行えたらと思います。しっかりとできるのは6歳前後かもしれませんが、4〜5歳から始めておくことで、6歳前後での本格的なMFTがスムーズになります。口の周りの筋肉の問題や機能の問題、口腔習癖は、短期間では治りません。
だからこそ、ゆっくりじっくり行うことが大切です。

だからこそ
あなたにこの本を使ってほしいと思っています

このテキストは、

① 舌の位置と姿勢の改善を行い
② 正しい飲み込みと
③ 鼻呼吸を定着させ
④ お口の周囲の筋肉などの機能を正しい方向へ導くことで
⑤ 悪い歯ならびを予防すること

を目的としています

口腔筋機能療法（MFT）により歯ならびに変化が生じます。
口腔周囲の筋肉や舌の異常などが改善したことにより、実際に歯が動くことを体験してください。とくに、下の前歯に変化が見られやすいです。

実際のお友達の治療前後を見てみましょう

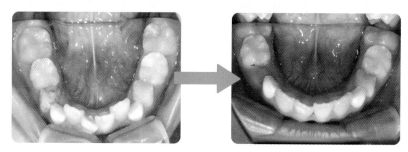

①**治療内容**　口腔筋機能療法と歯列咬合誘導装置を使用
②**治療期間**　6か月（治療中）
③**治療費**　小児矯正44万円（税込）
④**リスク・副作用**　口腔筋機能療法のみで、ワイヤーやアライナー（マウスピース）を使用した矯正治療と同様の結果を求めることは困難です。口腔筋機能療法により歯の位置に変化が生じることが多いですが、その効果には個人差がかなりあります。

このテキストの使い方

① 口腔筋機能療法（MFT）は、お子さんに「やらせる」のではなく「自発的にやってもらえる」ように、保護者の方が寄り添って一緒にやってあげることが大事です。

小児の機能の発達は、経験をさせてあげること、つまり、失敗して繰り返してを自分で行うことがとても大切です。

「やっておきなさい」ではうまくいきません。保護者の方が一緒にまずは支えてあげて、できるようになったことを褒めてあげてください。その繰り返しが、問題の改善へとつながっていきます。

② 10〜11ページにステップ表があります。

スゴロクのように、左から右へ項目を行なっていきましょう。

最初は、呼吸・姿勢のカテゴリから始めます。

ある程度、どのカテゴリも均等にステップを進めます。

【！】ただし、ここで重要なことがあります。

その子その子によって、カテゴリに得意不得意があります。カテゴリによっては早く進むもの、進みが遅いものがでてきます。それでOKです。それで良いのです。進み具合はその子その子によって異なります。カテゴリのそれぞれのステップをそろえてすすめないといけないことはありません。

ゆっくり進めていきましょう。1日1ページずつでも良いです。

1日1ステップでもかまいません。ただ、急がないことです。

機能の改善には時間がかかります。何度も同じページを復習してあげてください。慎重にステップを進めていくくらいが丁度良いです。そのため、繰り返しのステップになっているところが複数あります。

③ ステップの合格基準は難しく考えず、できたと思えたら一度進んでみるくらいの感じで良いです。ただし、先程もお話したとおり、何度も復習はしてください。進んだり戻ったりを繰り返します。

④ うまくできないところは、繰り返しやりましょう。

⑤ うまくできない子向けに、オプショントレーニングが用意されている場合があります。その場合は、オプショントレーニングを繰り返し行ってあげてください。

⑥ すべてのカテゴリが「定着と確認」にたどりついたら修了です。
定着と確認はとても大切です。修了した後も、定期的に行ってあげてください。

※ わからないことや不明なことは、そのままにせず、かかりつけの歯科医師にご相談ください。

5歳以下のお子さまの口腔筋機能療法（MFT）について
4歳から5歳前後のお子さんは、できることに差があります。
簡単なことから始めて、少しずつステップの内容を行ってください。

また、よく受ける質問として、離乳食のことや、3歳前後受け口の改善については、コラム（15ページ）を書きました。参考にしてください。

矯正治療は子どもへの人生最高のプレゼントだと思っています。
そのプレゼントが長期に安定するものであるために、歯並びが悪くなる原因を
取り除いてあげることは、将来を考えたうえで、とても大切なことです。

▶ 悪い歯ならびを予防したい歯医者さん Youtubeチャンネル

 この書籍で含めることができなかった内容、皆さんからよく頂く質問を
Youtubeチャンネルで公開しています！

 著者：
徳倉より
メッセージ

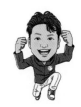

MFT（口腔筋機能療法）
テーブルスゴロク　本書のもくじ

START!

呼吸のトレーニング

└ 鼻詰まりがあれば
オプショントレーニングAへ（p21）

姿勢のトレーニング

舌のトレーニング

└ 舌の緊張が強ければオプショントレーニングBへ（p37）
　過敏が強いときオプショントレーニングCへ（p38）

└ オープンクローズができない時は、
　オプショントレーニングDへ（p43）

飲み込みのトレーニング

口唇・顔面筋のトレーニング

└ 筋の緊張が弱い場合は
　オプショントレーニングJへ（p76、77）

姿勢・呼吸、舌、飲み込み、口唇・顔面筋のトレーニングは、同時にスタートします。
できるようになったらそれぞれどんどん進んでいきましょう。上手くいかなくてつまずいてしまう
トレーニングもあると思いますが、すべてできるようになったら、ゴールです！

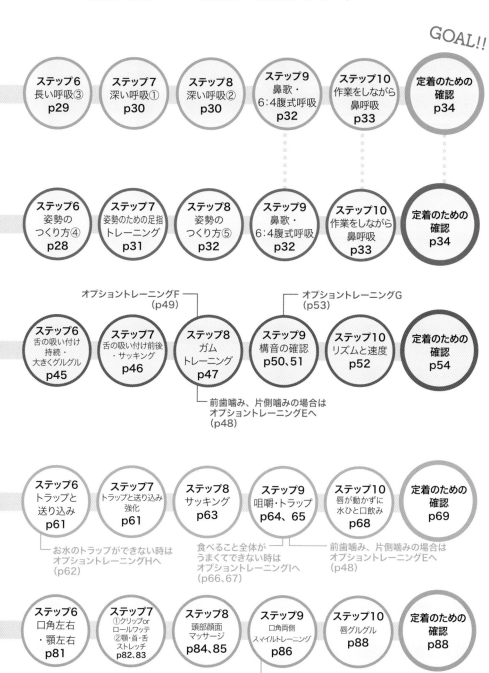

GOAL!!

ステップ6
長い呼吸③
p29

ステップ7
深い呼吸①
p30

ステップ8
深い呼吸②
p30

ステップ9
鼻歌・
6：4腹式呼吸
p32

ステップ10
作業をしながら
鼻呼吸
p33

定着のための
確認
p34

ステップ6
姿勢の
つくり方④
p28

ステップ7
姿勢のための足指
トレーニング
p31

ステップ8
姿勢の
つくり方⑤
p32

ステップ9
鼻歌・
6：4腹式呼吸
p32

ステップ10
作業をしながら
鼻呼吸
p33

定着のための
確認
p34

オプショントレーニングF
(p49)

オプショントレーニングG
(p53)

ステップ6
舌の吸い付け
持続・
大きくグルグル
p45

ステップ7
舌の吸い付け前後
・サッキング
p46

ステップ8
ガム
トレーニング
p47

ステップ9
構音の確認
p50、51

ステップ10
リズムと速度
p52

定着のための
確認
p54

前歯噛み、片側噛みの場合は
オプショントレーニングEへ
(p48)

ステップ6
トラップと
送り込み
p61

ステップ7
トラップと送り込み
強化
p61

ステップ8
サッキング
p63

ステップ9
咀嚼・トラップ
p64、65

ステップ10
唇が動かずに
水ひと口飲み
p68

定着のための
確認
p69

お水のトラップができない時は
オプショントレーニングHへ
(p62)

食べること全体が
うまくてできない時は
オプショントレーニングIへ
(p66、67)

前歯噛み、片側噛みの場合は
オプショントレーニングEへ
(p48)

ステップ6
口角左右
・顎左右
p81

ステップ7
①クリップor
ロールワッテ
②顎・首・舌
ストレッチ
p82、83

ステップ8
頭部顔面
マッサージ
p84、85

ステップ9
口角両側
スマイルトレーニング
p86

ステップ10
唇グルグル
p88

定着のための
確認
p88

唇の形を確認して
必要に応じてオプショントレーニングKへ
(p87)

11

記録写真をスマホで撮影しましょう

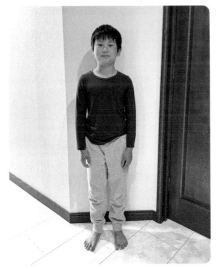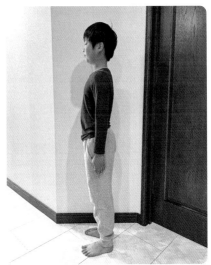

何か真っ直ぐな線が写るようにしておくと良いです。
「そこに立ってみて」「はい。横向いて」とのみ伝えて、
2種類の写真をすぐに撮影しましょう。
「真っすぐ立って」「しっかり立って」「背筋伸ばして」などは言わず、
自然に立たせて撮影してください。

歯ならびをスマホで撮影しましょう

必ず
フラッシュを
焚きましょう

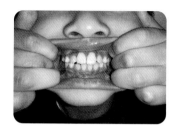

手を洗い、口の中に指を入れて撮影
します。写真のようにして
奥歯でしっかり噛ませてください。

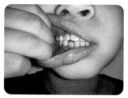 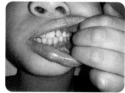

右だけ、左だけに指を入れて
歯列の横側が写るようにしま
しょう。

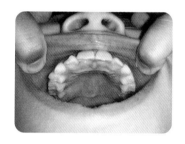

壁に頭をつけて、頭を後屈させます。
大きく口を開けさせて、指で唇を
よけてもらいます。
下から煽るように写真を撮影します。

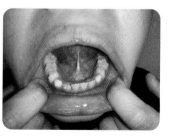

大きくお口を開いて、
舌を奥に引っ込めてもらいます。
指で唇をよけてもらいます。

記録写真があると、どこがどう変わったのか、確認することができ
ます。とても大切なことなので、ぜひやってみてください。

コラム1 離乳食のあり方と 舌機能の獲得の関係

　私は、離乳食のあり方と舌機能の獲得には関係があると考えています。ベタベタドロドロのものから離乳食を始める人が多いかと思いますが、問題はその形状の食べ物を長く与え続けてしまうことです。特にスプーンで「与えている」場合には、問題が大きくなる傾向があります。

　よく考えてみてください。歩きだすこと、手を使って遊ぶことなどを手取り足取り保護者の方が手助けするでしょうか。ハイハイを始めて、ある程度、その子の自発性を見守っているはずです。赤ちゃんは、それぞれの機能の獲得について、保護者が手助けをしなくても獲得できるようになっています。そのように考えると、食べるという機能の獲得も同じでよいのではないでしょうか。

　そのような考え方から、私のクリニックでは、固形食を最初から手づかみで食べさせることを指導しています。機能の獲得や発達には、試行錯誤の経験や失敗の経験がとても重要だと考えています。ですから、手助けをするということは推奨していません。

　最初は、赤ちゃんは用意された固形食で遊んでしまいます。でも、まずは食べ物の感触などを手で触って感じとることからスタートします。もしかしたら食べ物を投げてしまったり、グチャグチャにしてしまうかもしれません。保護者の方は、もったいないと感じることもあるでしょう。でもそれは、赤ちゃんにとって大事な最初の一歩なのです。そのうち、口に運び食べることを自主的に経験し始めます。大切なことはしっかり見守ってあげること。ムセたりすることもあります。しかし、ムセてしまうような失敗の経験が赤ちゃんが機能を獲得する上でとても重要なことだと考えています。

　ベタベタドロドロのものをスプーンで与え続けて、食べる機能を適切に獲得するタイミングを逃し、舌で食べ物をコントロールすることに極度に慣れてしまうことが、低位舌や異常嚥下癖という問題をつくりだす原因のひとつになっていると私は考えています。

　また、3歳まではショ糖を含む食べ物やジュースを与えないでください。適切な味覚の形成を阻害してしまう可能性が高いと考えています。

3歳前後の
受け口の改善について

　2歳から3歳にかけて、受け口になっている子を最近よく見かけます。歯ならび的には、上の歯が後ろで、下の歯が前にある反対咬合とよばれるような状態です。

　私は、3歳までの子であれば、食育のみで反対咬合が治ることをよく経験します。当院のスタッフも2人の子が改善しました。

　その方法は、とてもシンプルなものです。

① まず、足の裏をしっかりつけることができる足台がある椅子で食事をさせること。

② 毎日おやつに、あたりめ(スルメ)を数本でいいので食べさせること。

③ 食事を大人と同じものにすること。食べ物は、一口大に切ることをせず、自分の前歯でかじり取らせることを意識させる。

④ スプーンで食べ物をお子さんの口の中に突っ込まない。スプーンの上の食べ物は、自分の唇でパクっとさせる。

①と②がとても重要です。①ができないなら、②だけでも行ってください。
理想は、すべてを行なっていただくことです。

　筆者のクリニックには、「他院で様子をみましょう」と言われて不安になり来院する方がたくさんいらっしゃいます。その方たちに上記のことを伝えて、経過をみていきます。すべての子ではありませんが(特に親が受け口の子は遺伝要素が強い)、多くの子が正しいかみ合わせに改善することを経験します。こういった子どもたちは、筋肉の問題で受け口になっていることが多いのです。

前歯でかじり取り、奥歯で噛むことが、適切なお口の機能の獲得にはとても大切なことなのだと感じています。

ぜひ、まずやってみてください。

5歳以下向けMFT

5歳以下の子は指導内容が理解できなかったり、集中できなかったりすることで、本書に書かれていることができない場合が多いです。
そのため、できることを表にまとめました。

ゆっくりとできることから始めていただきたいと思います。

表の使い方として、まずは、左から右へすすんでください。
成長とともにできることが増えていきます。

順番が逆になっても構いません。できることからやってください。
何ができるかは、その子その子によって異なります。

根気よく寄り添っていただき、本編のプログラムも挑戦してみてください。

呼吸姿勢	焦らず、メインプログラムを姿勢の作り方から始める	姿勢改善のためのストレッチ	お母さんと鼻深呼吸	長い呼吸	横隔膜呼吸 深い呼吸	鼻歌 息つぎも鼻で	焦らず、作業をしながら鼻呼吸
舌	オプショントレーニングCを行う(P38)	舌を前に突出させる	アイスの棒を舌で押す	スポットに舌をつける	舌背挙上（舌をお山）	オプショントレーニングDを行う(P43)	焦らず、メインプログラムステップ3からやってみる(P40)
飲み込み	飲食のときは必ず足の裏がつく椅子に座らせる	唐揚げなどをかじりとってモグモグ	食べ物を一口大に切らずに食べる（自分の前でかじり取らせる）	スルメ（あたりめ）を1日に数本毎日食べる	オプショントレーニングBを行う(P37)	ぶくぶくうがい大きな音で、右左上下	焦らず、メインプログラムをやってみる
口唇顔面筋	オプショントレーニングJを行う(P76、77)	ほっぺをふくらませる	上の唇をひっぱる自分でひっぱる	リップポップ唇を鳴らす	イーウー	ストローを唇にはさむ鼻の下にはさむ	焦らず、メインプログラムステップ7から行ってみる(P82)

※ 鼻炎症状がある場合は、早めに耳鼻咽喉科医にご相談下さい。
※ スポットに舌をつけられない、ポッピングができなくても、無理にやらせないでください。
※ やらせるのではなく、「伝える」姿勢でお願いします。成長とともにできるようになります。
※ うがいは、3歳で半分くらいの子ができます。できなくても無理はしないでください。

筆者より保護者の方へ

5歳以下のお子さまのお口の問題は、まず食育を通して改善を図っております。この書籍では、食育はテーマとなっておりません。どこかでみなさまにお話できる機会があるといいなと思っておりますが、QRコード（9ページ）から私が大切にしている内容をお話できたらと思います。

姿勢と呼吸のトレーニング

安定した呼吸は口の中も自律神経も整える

達成シール

①スポットの確認　舌の正しい位置

①舌で口の中を探索してみよう

* 歯を1本1本触ってみよう。
* ツルツルにきれいに磨けているかな？
* 歯と唇の間をなめていこう。
* ほっぺを強く押してみよう。
* 口の中の天井の形を確かめよう。
* 固い所と柔らかい所、ざらざらしている所、ちょっとくすぐったい所、歯と歯ぐきの境目。
* 上の前歯の後ろの歯ぐきに小さなデッパリがあります。
  わかるかな？

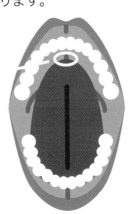

その辺りが「スポット」です

②舌の先を「スポット」にあてます

③舌を口の天井（口蓋）に全部つけます

④唇を閉じます

口を閉じているときは、上顎についているのが舌の正しい位置です。
毎日確認しましょう。舌がいつも上についているようにしましょう。

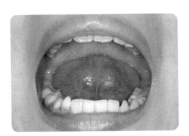
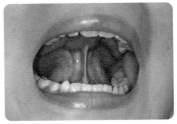

②口呼吸・鼻呼吸の話

①鼻について知ろう

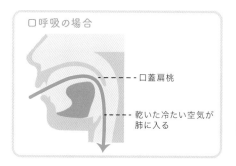

口呼吸の場合

- 口蓋扁桃
- 乾いた冷たい空気が肺に入る

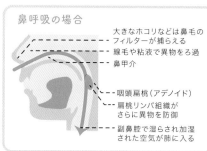

鼻呼吸の場合

- 大きなホコリなどは鼻毛のフィルターが捕らえる
- 線毛や粘液で異物をろ過
- 鼻甲介
- 咽頭扁桃（アデノイド）
- 扁桃リンパ組織がさらに異物を防御
- 副鼻腔で湿らされ加湿された空気が肺に入る

②口で息をしてみよう

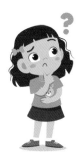

- 空気が口を通って肺に入ります。
  口の中を空気が通るのがわかりますか？ 少しヒヤッとしますね。
- たくさん息を吸うとどこがふくらみますか？
- 口を開けたまま息を止めてみよう。
- 長く息を吐いてみよう。
- だんだん口が乾いてきますね？

③鼻で息をしてみよう

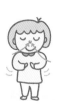

- 鼻を通って空気が肺に入ります。
  鼻の中が冷たくなってちょっと目が覚めるような感じがします。
- たくさん息を吸うとどこがふくらみますか？
- 息を止めてみよう。
- 長く息を吐いてみよう。

④いつも口を閉じて、鼻で息をするように気をつけましょう

19

呼吸 ステップ 1

長い呼吸 ①

安静時呼吸の確認

① 仰向けに寝て身体の力を抜きます。

② 目をつむり鼻で呼吸してもらい、その時にお腹や胸の動きを観察します。

③ 30秒間に何回呼吸しているか測り、2倍して1分間の呼吸数を測ります。

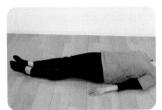 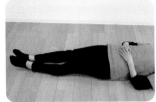

呼吸 ステップ 2

長い呼吸 ②　息を長く吐く

① 肺に空気を吸います。

② 肺の空気をしっかり吐ききります。

③ 吐ききったら、ゆっくりとたくさん空気を吸います。

> 必ず鼻呼吸で行います!

ステップ合格基準

ステップ1　安静時呼吸ができる。呼吸数が測れた。

ステップ2　息を長く吐けている。

鼻づまり解消法（呼吸トレーニング）

① 鼻を温める

鼻を温めると鼻粘膜の血行が促進され鼻腔が広がります。
・温めたタオルや使い捨てカイロを鼻全体にあてて温める。
・マスクをする。

② 呼吸法

1. 大きく息を吸う。
2. ゆっくり息を吐いて息を出し切る。
3. 口を閉じて鼻をつまむ。
4. 鼻をつまんで息をとめたまま、「上を向く」→「下を向く」を2秒くらいのペースで繰り返す。
5. 息が苦しくなったら手を離し、口は閉じたまま鼻から静かに息を吸って呼吸を整える。

②を呼吸トレーニングとして継続します。

※部屋を加湿して行いましょう（湿度50%〜60%）

ポイント

鼻から息を吸う時は音がしないように静かに吸います。
勢いよく吸ったり、口から吸うと効果がありません。

鼻づまりは、ウイルスや花粉などの異物を排出するために鼻水が
分泌されることと、鼻の粘膜が腫れて鼻腔が狭くなることで起こります。異物は鼻水と一緒に外へ出してしまうのが望ましいです。

※注意事項
鼻づまりが解消されない場合は、必ず耳鼻科医にご相談ください。

姿勢のつくり方（立位・座位）①

正しい姿勢を確認しましょう

顎は軽く引いて、胸を広げます。

頭のてっぺんを糸で引っ張られているよう（身長を計るときのよう）に背筋を長くするように意識します。

肩や首は力まずにリラックスした状態が良い姿勢です。

……… 立位(立つ) ……… 　　　 ……… 座る(座位) ………

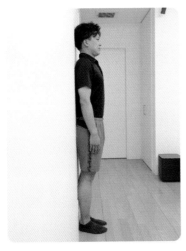 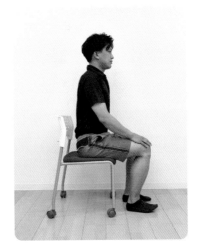

ポイント

・ 自分の認識と実際の姿勢が違っていることもあります。

・ 鏡で見たり写真を撮ってもらって、姿勢をチェックしましょう。

・ 横から見たときに耳、肩、股関節が一直線になっています。

・ 左右の肩の高さや首の傾きも確認してみましょう。

・ 気づいたときに姿勢を正すことから始めてみましょう。

まずは、立位からやってみましょう。ステップ1で座位をやってみましょう。

達成シール

姿勢のための体幹トレーニング

① 頭の後ろで両手を組んだ状態で、体を丸めながら肘を閉じる、
背筋を伸ばしながら肘を広げる、を繰り返す。

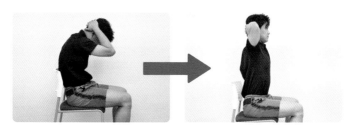

② 頭の後ろで両手を組んだ状態で、体を横に倒す。

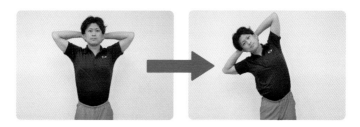

③ 背筋をまっすぐ伸ばした状態で片足立ちをする。

④ 椅子の上にクッションを置いてその上に座ってバランスをとる。
(バランスボールがあればその上に座る)。

ポイント

正しい姿勢をとるために必要なのは
「体が真っ直ぐになる感覚を養う」→ 壁に背中をつけて立つ
「腹筋背筋」→ 体幹トレーニング
「上半身(特に肩)の柔軟性」→ ストレッチ

難しく考えず、リラックスして楽しくやろう。身体を動かすのが目的で
す。身体を動かすことで、姿勢は改善しやすくなります。

姿勢改善のためのストレッチ ①

口呼吸になってしまう姿勢から鼻呼吸が楽にできる姿勢へ

頭部前方位と胸椎後弯姿勢（前傾姿勢）の 修正エクササイズ

① 座　位　　肩入れストレッチ（左右20秒×2）
肩・背中の筋肉をほぐし、横隔膜の動きもよくします。

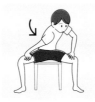 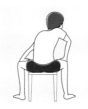

② 四つ這い　　猫のポーズ（上下5秒×3）　背中周辺の筋肉をほぐします。
(1)背中

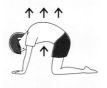 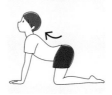

③ 四つ這い　　胸と肩を伸ばしましょう（30秒×3）
(2)胸　　胸筋・小胸筋を伸ばし胸椎を伸ばします。

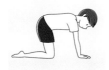 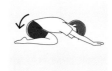

①②③をゆっくり鼻で呼吸しながら行います。背中と胸をしっかり伸ばしましょう。

ステップ合格基準

鼻呼吸でできればOKです。

姿勢のつくり方 ②

良い姿勢（座位）をしっかりと意識しながら、
呼吸の訓練（長い呼吸）をしてみましょう。

姿勢改善のためのストレッチ ②

日常的に「姿勢のための体幹トレーニング」ができるとよいです。
「姿勢を正しなさい」と伝える前に、身体を動かすことをさせてください。
今の子たちは、スマホやゲームなどで身体を丸め、前傾姿勢になりやすいです。胸を開き身体を動かすことで、適切な姿勢をとりやすくなります。
（p27でくわしく）

横隔膜呼吸 ①（腹式呼吸）

①　仰向けに寝て肘は床につけたまま、お腹の上に手をおきます。
②　鼻で呼吸し、そのときにお腹の動きを意識します。
③　息を長く吐いて、吐ききったらゆっくり吸います。
④　吸ったときにお腹がふくらみ、吐くときにお腹がへこむように意
　　識します。

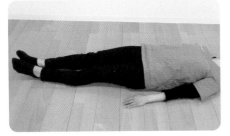 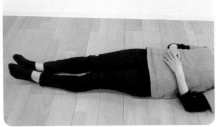

バランスボール（鼻で呼吸を整える）

鼻呼吸をいつも意識できるようになりましたか？
次に鼻呼吸と動作を組み合わせていきます。

①バランスボールでジャンプしたり、なわとびや
　軽いジョギングなどで軽く有酸素運動をします

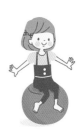

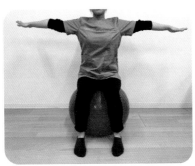

姿勢改善のためのストレッチ ②

口呼吸になってしまう姿勢から鼻呼吸が楽にできる姿勢へ

① タオルで肩甲骨位置の修正（左右20秒 × 2）

呼吸筋と周辺の筋を伸ばし肩甲骨の位置を修正します。

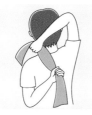 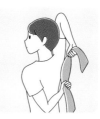

② タオルで頸部ストレッチ（上下20秒 × 2）

頸部筋のストレッチと顎を引く筋を強化します。

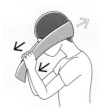 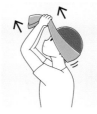

③ 顎引き付け胸反らしエクササイズ（30秒 × 3）

このストレッチが両手の助けがなく、できるようになれば良い姿勢がとれます。

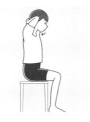 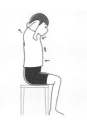

①②③を鼻でゆっくり息をしながら行います。

ポイント 呼吸に集中すると体も心もゆったりとしてきます。

姿勢 ステップ 5

姿勢のつくり方 ③

良い姿勢（立位・座位）をしっかりと意識しながら、
呼吸の訓練（長い呼吸や横隔膜呼吸）をしてみましょう。

姿勢 ステップ 6

姿勢のつくり方 ④

ステップ6はステップ5の復習と強化です。
よい姿勢にて呼吸のトレーニング（長い呼吸、横隔膜呼吸）をします。
（立位・座位）姿勢改善のためのストレッチも復習しましょう。
必ず、呼吸ステップ5や6と一緒に行うようにしてください。

横隔膜呼吸 ②

① 正しい立位をとり、腹式呼吸（横隔膜呼吸）の練習をします。
② 正しい座位をとり、腹式呼吸（横隔膜呼吸）の練習をします。

ポイント 横隔膜呼吸では副交感神経優位になり、リラックスし、集中力が高まります。

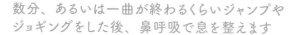

数分、あるいは一曲が終わるくらいジャンプやジョギングをした後、鼻呼吸で息を整えます

※慣れてきたら、既成マウスピース型トレーナーを装着して鼻呼吸でやってみよう
＊ステップ4などを復習しながら行なおう！

呼吸 ステップ 6

長い呼吸 ③　6秒吐いて4秒吸う

① 6秒ゆっくり吐いて、
② 4秒でゆっくり吸います。　　　＜ 必ず鼻呼吸で行います！
　　これを繰り返します。

ポイント 最初に呼吸の様子を観察して1分間の呼吸数を測っておきます。

ステップ合格基準

ステップ6　6秒吐いて、4秒吸うことができている。

「長い呼吸　6秒吐いて、4秒吸う」を鼻呼吸で行いながら、少し速歩きをしてみましょう。お部屋を回ったり、廊下を歩いたりしてみましょう。

呼吸 ステップ 7

深い呼吸 ①

① 2〜3回ゆっくり呼吸をします。

② しっかりと息を吐いたら、口を閉じ鼻をつまんで息を止め、そのまま
歩きます。

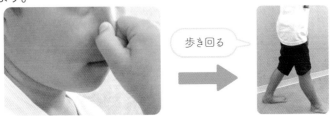

歩き回る

③ 息がしたくなったら止まって、唇が閉じているのを確認して指を
外します。

④ お腹を意識し、肩や胸が動かないように鼻からゆっくり呼吸（20
秒〜30秒）をしましょう。

⑤ 呼吸が落ち着いたら①から繰り返します。これらを5回繰り返します。

座ったまま、「オプショントレーニングA」（p21）の鼻づまり解消トレーニン
グをやってみよう

ポイント

・目標は息を止めて50歩！！
・背筋を伸ばし、肩を後ろに引き、顔を上げて正しい姿勢で。
・毎日朝晩に行うと効果的ですし、1日のウォーミングアップ
とクールダウンになります。

ステップ7 合格基準

少しずつ時間が伸びてきます。落ち着いてできるようになったら合格としましょう。
（注意）絶対に無理をしないように保護者と一緒に行なってください。

呼吸 ステップ 8

深い呼吸 ②

長く歩けるように、繰り返しやってみよう。

ステップ8 合格基準

長く歩けるようになったら合格。個人差があるので指導者の感覚でOKです。

姿勢 ステップ 7

姿勢のための足指トレーニング

① 足の指をしっかり開いて床をつかむように
押し付ける。

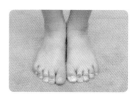

② 足の指をギュッと縮めたり
開いたり（グーパー）を
繰り返す。

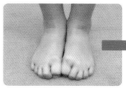 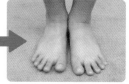

③ 足の指を開いて床に押しつけたまま、かかと
を上げ下ろしする（つま先立ち）。

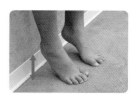

④ 片足を前に出してつま先に体重をかけ、つま
先の力で蹴るようにして足を戻す。左右交互
に。

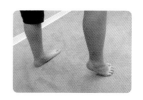

⑤ 足の指に力を入れたまま、壁に背をつけ、
正しい立位姿勢をとり、鼻でゆっくり呼吸を
する。

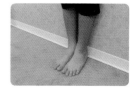

ポイント

①ではすべての指に力が入るように意識しよう。

31

達成シール

姿勢のつくり方 ⑤

良い姿勢（立位・座位）をしっかりと意識しながら、
呼吸の訓練（長い呼吸や横隔膜呼吸、深い呼吸）をしてみましょう。

達成シール

呼吸・姿勢 ステップ 9

鼻歌・6：4腹式呼吸

鼻歌　ハミング

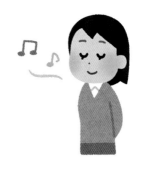

・ 口を閉じたまま鼻歌で好きな歌を歌う。

・ なるべく長いフレーズを一息で歌う。

・ 必ず息継ぎを鼻でする**（これが重要）**。

※ 楽しくできる鼻呼吸の練習です。

　　息を吸うときは音がしないように静かに吸います。

6：4腹式呼吸

座位か立位にて、腹式呼吸を行います。**6秒で吐き、4秒で吸う**
（3分間）

※ 正しい姿勢を整えて行いましょう。

達成シール

作業をしながら鼻呼吸（安静時の鼻呼吸）

テレビを見ているとき、勉強をしているとき、何かに集中していると
きも、口を閉じ、鼻で呼吸していますか？
舌はいつも上についていますか？

チェック ✓

1.鼻で息
2.舌は口の中の天井
3.歯は噛みしめない

唇はリラックスして閉じ、舌先はスポットについて、
舌全体は上顎についている状態が、お口がいちばん安定して休まる
形です。
何かに集中している時もそれが自然に保てるようにしていきましょう！

ポイント

おうちの人に見ていてもらいましょう。

① 折り紙で鶴を折ってみよう。
② 宿題などをしてみよう。

ずっと口を閉じてできますか？

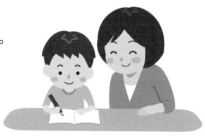

定着のための確認

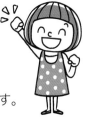

トレーニングが一通り終わった後も定期的に
戻りがないか確認します。

永久歯の萌出の経過観察や定期的な
歯医者さんでの歯ブラシ指導のときなどにチェックします。

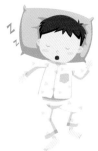
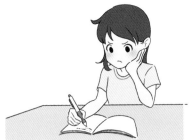
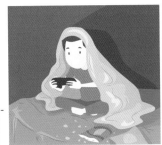

確認事項

① 正しい姿勢がつくれるか。（立位・座位）

② 長く静かな鼻呼吸ができるか。
　（12〜15回/分）

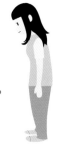
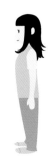

③ リラックスしているときに鼻で呼吸しているか。

④ 4秒吸って4秒とめて　4秒吐いて4秒とめて
　ゆったりと指示通り鼻で呼吸できるか。
　※秒にはこだわりすぎないように。

達成シール

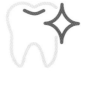

舌のトレーニング

「オープン・クローズ」ができないと、
飲み込みのトレーニング「トラップ」ができるようになりません。
「オープン・クローズ」はしっかりじっくりやりましょう。

舌の基本運動・強化 ①

舌の先の突出

① 姿勢を良くして、鏡を見ながら
舌の先を尖らせながらまっすぐ前にのばします。

② スティックを2秒強く押し、2秒間休みます。
(10回)
舌の先に力を入れて、下に下がらないように
なるべく長く伸ばしましょう。

ポイント ➤ 舌先をとがらせるように力を入れます。

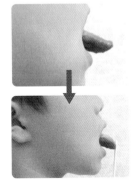

舌背挙上（舌お山）

① 口の中で舌の中央を筋肉でふくらませて、舌を
お山の形にします。

② 舌の中央をスティックで軽く押し、押された場
所を固くして盛り上げます（10回）。

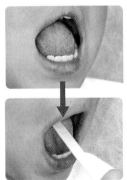

舌の基本運動・強化 ②

舌を鳴らす（ポッピングタントン）

① 舌をお口の中の天井につけて
はじくようにしてポン！と音を立てましょう。

② 舌をしっかり吸いつけて、大きな音が
出るように練習をしましょう（30回）。

③ 口の形を「あ」と「お」の形を変えて、
タントン・タントンと音を鳴らしてみましょう。

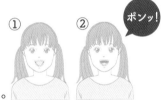

ステップ合格基準

初回 一通り実践できたら合格　　**ステップ1** 舌を鳴らす（タントン）ができたら合格

オプショントレーニングB

舌の緊張緩和うがいトレーニング

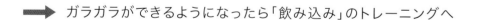

舌の緊張が高い場合
舌のリラクゼーション（ブクブクうがい）

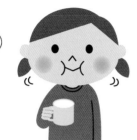

① 水を入れてブクブク

② 大きな音でブクブク

③ 右の頬でブクブク、左の頬でブクブク

④ 上の唇でブクブク、下の唇でブクブク

⑤ エア・ブクブク（水なし）

喉で水がためられない場合（飲み込みステップ1 57ページ）
「ガラガラうがい」をしよう！

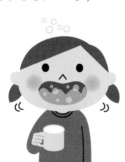

① エア・ブクブク（水なし）

② 水をいれてブクブク

③ 大きな音でブクブク

④ 右の頬でブクブク、左の頬でブクブク

⑤ 上の唇でブクブク、下の唇でブクブク

⑥ エア・ブクブク（水なし）

➡ ガラガラができるようになったら「飲み込み」のトレーニングへ

オプショントレーニングC

過敏が強い子対応トレーニング

口腔内が過敏で
すぐに催吐反射が出てしまうときは・・・

基本的にはMFTの基本トレーニングを進めて
いくと軽減していきます（脱感作）。
＜追加＞ うがいトレーニング
（オプショントレーニングB）も有効です（p37参照）。

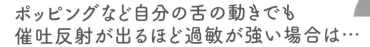

ポッピングなど自分の舌の動きでも
催吐反射が出るほど過敏が強い場合は…

綿棒、舌圧子（アイスの棒で代替可能。※ amazon.co.jpにて「アイ
ススティック棒」と検索して頂き、購入可能です。）、指などのなかで
本人の抵抗が低いものを選び、口腔内に触れる練習をしていきます。
＜注意＞ ・1日に少しずつ　・無理やりやらない

少しずつ進めたり触れる時間や強さを変えていき、
できたらはっきりと褒めてあげてください。

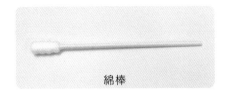

綿棒

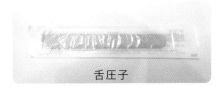

舌圧子

進める順序
① 頬、口唇（口腔外から）　② 口唇の内側
③ 頬の内側　　　　　　　　④ 口蓋手前（口の中の天井の手前）
⑤ 舌前方　　　　　　　　　⑥ 舌中央
⑦ 奥舌（舌の奥の方）　　　⑧ 軟口蓋（口の中の天井の奥）

舌の基本運動定着

挺舌持続（舌の先）

① 姿勢をよくして、鏡を見ながら
　舌の先をまっすぐにとがらせて伸ばします。

② 舌の先まで力を入れて、なるべく長く舌を伸ば
　してキープ！　1分できるようになりましょう。

ポイント

舌先をとがらせるように力を入れます。

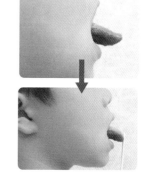

舌背挙上（舌お山）

① 口の中で舌の中央を上げて舌をお山の形にします。

② スティックで舌の中央を押し
　押された場所に力を入れて固くします(10回)

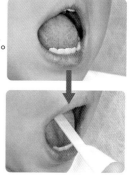

舌を鳴らす（ポッピングタントン）（速・遅）

① 舌をお口の中の天井につけて、はじくようにしてポン！と音を立てま
　しょう。

② お口の形を変えて（「あ」の形と「お」の形）
　タントン タントンと鳴らそう。（30回）

③『タンタンタンタンと速く鳴らす20回　タン…タン…タン…とゆっくり
　鳴らす『20回』もやってみよう。

ステップ合格基準

ステップ2 舌を鳴らす（速・遅）ができたら合格

①赤唇トレース

舌の先に力が入らないと感じた場合は「赤唇トレース」をやってみよう!

赤唇トレース

・舌のいちばん先で、唇の赤い部分の端
　(上の唇の上端を右から左まで下の唇の下端を左から右まで)を、
　丁寧にゆっくり舌の先を尖らせて舐める(5回)。

・反対周りで同じように繰り返す(5回)。

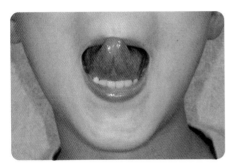 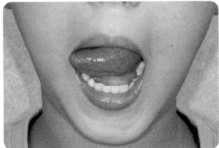

②オープン・クローズ

① 舌の先をスポットにつけ、そのまま舌全体を口の中の天井（口蓋）にくっつけます。

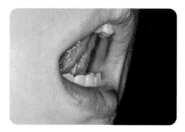 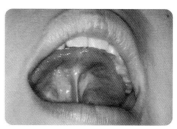

② 舌を口の中の天井に吸い付けたまま、歯を開けたり閉じたりします。

※ 舌を吸い付けたままなるべく大きく口が開けられるようにしましょう

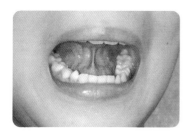 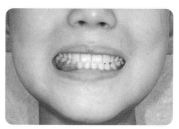

ポイント

・ 舌の根元が伸びるのを、しっかり感じましょう。
・ 舌小帯が短いとこの動きができません。舌小帯の異常を歯科医師に診断してもらい、必要があれば小帯切除手術を受けてください。

何度も何度も繰り返します。
＜注 意＞ これができないと、飲み込み項目の「トラップ」がうまくできません。

舌 ステップ 4

舌先スティック

スティックの先をスポットあたりの口蓋にあて、舌先でスティックを押さえて、そのまま1分。

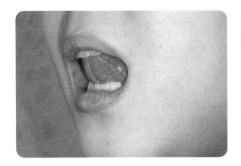 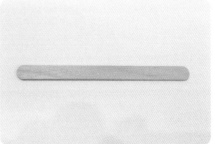

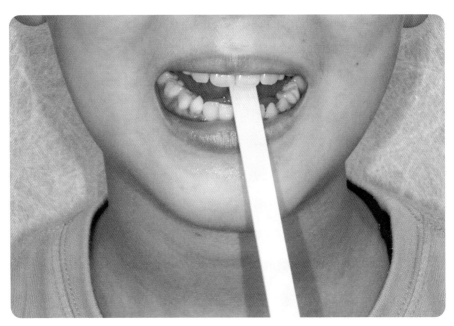

※ amazon.co.jpにて「アイススティック棒」と検索して頂き、購入可能です。

オプショントレーニング D

ポッピング

舌を吸い上げる力をつけるため、ポッピングを繰り返します。

① ポッピング　なるべく大きな音で

↓

② ポッピング　2つの音で「タントンタントン」

↓

③ ポッピング「速く」と「ゆ〜っくり」

↓

④ ポッピングでカエルの歌（好きな歌で良い）

↓

⑤ ポッピング「（ゆっくり）吸いつけて〜ポン！」

↓

舌の吸い付けができるようになる
まで色々なポッピングを繰り返す。

吸い付けができるようになったか
どうか毎回チェックします。

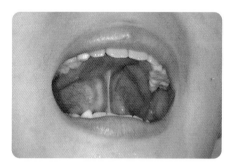

舌 ステップ 5

お山 ⇄ スプーン・舌の巻き上げ

お山 ⇄ スプーン

① 舌の真ん中を押し上げて丸めます（お山）。

② 舌の端を上げてスプーンのような形にします。

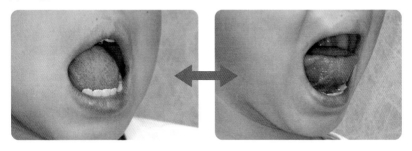

③ ①と②を交互に繰り返します。　　お山⇄スプーン
　　しっかりと形を変えて10回。

舌の巻き上げ

①上顎を舌で前の方から奥の方まで舐めながら舌を巻き上げます。

②奥の柔らかい所（軟口蓋）まで届いたら戻します（10回）。

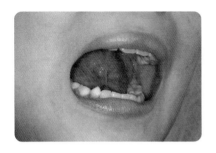
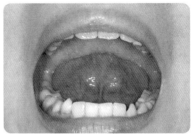

ポイント

必ず鏡を見て、舌が歯や唇に触れないでできるように練習しましょう。

舌 ステップ 6

舌の吸い付け持続・大きくグルグル

舌の吸い付け 持続

① 舌の先をスポットにつけます。

② 舌全体を上の顎に吸い付けて、なるべく大きく口をあけます。
舌小帯が伸びるのを意識してください。

③ そのまま保ちます。
まず10秒できるようにしましょう。
できるようになったら
だんだん時間を伸ばして1分が目標
です。

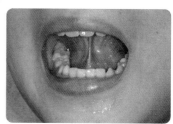

大きくグルグル（舌の最大可動域）

① 舌を歯の外側と唇の間をなめながらまわします。

② 右回り10回、左回り10回。

③ なるべく遠くをなめましょう。

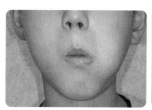 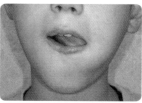 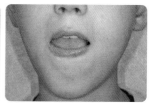

舌の吸い付け前後・サッキング

舌の吸い付け 前後

① 舌の先をスポットにつけ、舌全体を上の顎に吸いつけます。

② 舌を上顎に吸いつけたまま、ゆっくりと後ろへ移動します。
（柔らかい場所まで）

③ 今度は上顎に吸いつけたままゆっくりと元の位置にもどします。
（10回繰り返します）

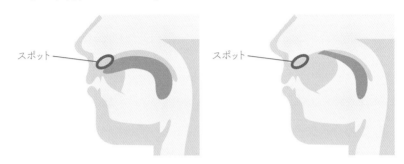

サッキング

舌を上顎につけた状態で奥歯を噛み合わせ、
唇をあけたまま、舌の両側を動かして空気を
入れて「チェッ　チェッ　チェッ」と音をさせる。
（3回×10回繰り返します）

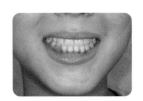

> **ポイント**

・サッキングは唾液処理の動きです。

・姿勢を良くして行いましょう。

・舌がどう動いているか意識しましょう。

舌 ステップ 8

ガムトレーニング

① 口を閉じてガムを奥歯でよく噛みます。
（右、左両方で）

② 柔らかくなったらガムを舌や
上顎でボールのように丸めます。

③ 丸めたガムを舌で上顎の前の方（スポット）に
押し付けて舌を上顎に押し付けたままガムを
後ろに伸ばしていき、なるべく長く伸ばします。

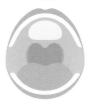

④ 丸めたガムを口蓋の中央につけ、舌でなるべく広く
薄く伸ばします。

強化訓練！
上手にできたらガムを2個にしたり、ガムを色々な形（三角とかサイコロ）にしてみよう。

ポイント

砂糖の入っていないガムで練習しましょう。
前歯だけで噛んでしまう子、片側だけで噛んでしまう子は、オプショントレーニングEを行ってください。
（p48参照）
うまくできた子はオプショントレーニングF（p49参照）に挑戦してみよう！

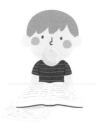

オプショントレーニング E

バイトトレーニング

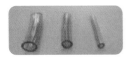 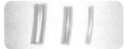

※チューブはamazonで「チューブ ナイロン」などで検索するか、ホームセンターなどで購入できます。

ステップ1　まずやってみよう

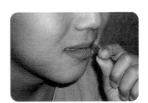

① 細いチューブ（直径8mmくらい）を奥歯で ギューッと噛んで離す。

② 左右均等に噛む（左20回、右20回）。

※うまくできない子、とくに受け口の子はこのトレーニングをしっかりやろう

ステップ2　より太いものを噛む

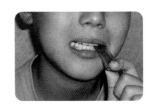

① 太めのチューブ（直径1.5cmくらい）を全ての歯で満遍なく、ギューッと噛み、離す。

② 左右で偏らないように50回繰り返す。

オプション　下の前歯が上の前歯で隠れる子（かみ合わせが深い子）

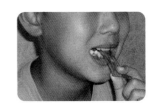

太めのチューブ（直径1.5cmくらい）を 前歯で、ギューッと噛んで離す。 30回繰り返す。

オプション　片側ばかりで噛む癖がある子

① 「咀嚼トラップ」の練習の時に、左右交互に噛む練習を丁寧に行う。

② 「ガムトレーニング」の時に、左右交互に噛む（苦手なほうで多く 噛む）ことを強化して練習。

オプション　前歯ばかりで噛む癖がある子

① 「咀嚼トラップ」の練習の時に、奥歯で噛むことを意識して練習。

② 「ガムトレーニング」の時に、奥歯で噛むことを意識して練習。

強化型ガムトレーニング

① ガムをいちばん奥の歯で噛む。
　 右の歯でも左の歯でも噛もう！

② 舌でまん丸のボールにできますか？

③ 丸めたガムをスポットにつけて、舌で後ろに
　 長く伸ばす。

④ 丸めたガムを口蓋の中央につけて舌でなるべく広く
　 薄く広げよう。

⑤ ガムをヘビのように長く伸ばそう。

⑥ 長く伸ばしたガムで輪をつくろう。

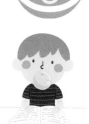

（追加）

⑦ ガムを四角にしたり三角にしてみよう。

⑧ 丸めたガムを前歯で噛み切ろう。

⑨ ガム2個で①〜⑧

⑩ ガム3個で①〜⑧

※キシリトールはお腹がゆるくなることがあります。

達成シール

構音の確認

舌の動きや口の形を意識して声を出して言ってみよう。
ゆっくり、はっきりと発音してください。舌はどんな風に動いていますか？

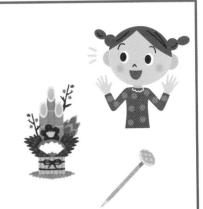

A　かかききくくけけこけくきか
　　ささししすすせせそせすしさ
　　たたちちつつててとてつちた
　　ななににぬぬねねのねぬにな
　　ららりりるるれれろれるりら
　　ががぎぎぐぐげげごげぐぎが
　　ざざじじずずぜぜぞぜずじざ
　　だだぢぢづづででどでづぢだ

B　●たけたてかけた　　（竹立てかけた）
　　●ひきぬきにくいくぎ（引きぬきにくい釘）
　　●ぜんこくたいかいしゅつじょうせんしゅ（全国大会出場選手）
　　●かたたたきけん　　（肩たたき券）
　　●しゃつひゃくちゃく（シャツ100着）
　　※３回ずつ言う

ポイント

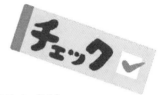

・舌の動きを意識しましょう。

・言いにくかったのはどれですか？

サ行・タ行を言うときに歯の間から舌が出るときは

オプショントレーニングGをしましょう！（p53参照）

① 言いにくい言葉をゆっくり言ってみましょう。
・タカラサガシ（宝探し）
・キグルミショー（着ぐるみショー）
・あぶりカルビ

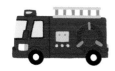

② 一音一音がしっかり言えるようになったら
　 スピードを早くして3回繰り返して言いましょう。

③ こんな言葉はどうですか？

●ごみしゅうしゅうしゃ（ゴミ収集車）
●しょうぼうじどうしゃ（消防自動車）
●まさちゅーせっつしゅう（マサチューセッツ州）
●させつしゃせんようしゃせん（左折車専用車線）
●22つうちゅう20つう（22通中20通）
●7×7＝49（九九の七の段）

ポイント

・舌の動きを意識して言ってみましょう。
・一音ずつはっきりゆっくり言いましょう。
・だんだん速くしていきます。

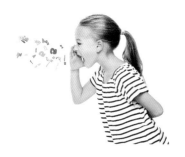

達成シール

リズムと速度

① 口唇音

「パパパパパパパパ・・・」「パ」を連続で声を出してリズム正しく言う。

※ 最初はゆっくり

※ 口をしっかり開けてはっきりと

※ リズムを整えて

※ だんだん速くしていく

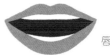

唇で言う音

② 歯茎音

「タタタタタタタタ・・・」「タ」を連続で声を出してリズム正しく言う。

※ 最初はゆっくり

※ 口をしっかり開けてはっきりと

※ リズムを整えて

※ だんだん速くしていく

舌先とスポットで
言う音

③ 奥舌音

「カカカカカカカカ・・・」「カ」を連続で声を出してリズム正しく言う。

※ 最初はゆっくり

※ 口をしっかり開けてはっきりと

※ リズムを整えて

※ だんだん速くしていく

奥舌で言う音

④ 連続「パタカパタカパタカパタカ・・・」

※ 1音ずつ子音を意識して

※ リズム整えてだんだん速くしていく

オプショントレーニングG

構音のトレーニング

発話時に歯の間に舌が見える場合

① 構音点の確認（舌の先とスポット）

② 子音の練習

/s/の練習　強く鋭く　「シー」

/t/の練習　強くはっきりと　「トゥッ　トゥッ」

③ 単音（１音ずつ練習）

舌尖とスポットでいうように意識する

④ 単語　（目的音のみに注意する）

サ行・タ行語頭単語

例）さんぽ、サンタ、さとう、さくら、タコ、タイ、たぬき、
タラコ、たいよう

↓

サ行・タ行語尾単語

例）あさ、つばさ、みちくさ、あまがさ、うた、くつした、
あした、ゆうがた

↓

サ行・タ行語中単語

例）うさぎ、やさい、あさがお、やさしい、あたま、あたたかい、
ほたる、しいたけ

⑤ 文章

サ行の多い文章

例）さくらんぼを　さんこ　おさらに　のせる

タ行の多い文章

例）あたたかくなって　たんぽぽが　たくさん　さいた

⑥ 日常会話でのチェック

＊構音の修正には時間がかかります。少しづつ長く続けます。

舌 定着

安静時の舌の位置確認と定着

✓ **口唇をそっと閉じたとき、舌先はスポットにつき、舌全体が自然に上顎につきますか?**

定着・維持していくために
　① 舌全体で口蓋をグッと押して10秒
　②「オープン・クローズ」
　③「大きくグルグル」
などを繰り返して継続していきましょう!

> 舌全体で口蓋を刺激することによって
> 顎の成長発育や舌の筋肉の発達に繋がるので、
> 継続的に取り組みましょう!

※口蓋・・・お口の中の天井のこと

ポイント

・構音の訓練が必要な場合は、定着・確認と同時に、構音の修正を続けます。

・構音の修正には時間がかかります。
　少しづつ時間をかけてやっていきましょう!

飲み込みのトレーニング

正しい嚥下パターン

トラップができることがとても重要です。
トラップができないうちは、飲み込みのトレーニングは
その先に進んではいけません。
トラップができない場合は、舌のトレーニングである
「オープン・クローズ」をしっかり行いましょう。
（p41参照）

達成シ　ル

うがいトレーニング

喉で水がためられない場合は、「ガラガラうがい」の練習から

① 水を入れずに空気でガラガラ

② 水を入れてガラガラ

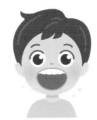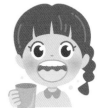

③ ガラガラの途中で止める

④ ガラガラの途中で止めて、鼻で呼吸3回、またガラガラ

➡ ガラガラができるようになったら「飲み込みステップ1」の
トレーニングへ

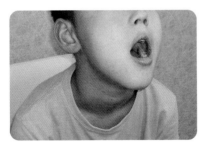

※ うまくできない場合は、オプショントレーニングB（p37）を行いましょう

ステップ合格基準

10秒以上できるように20秒を目指そう！

飲み込み ステップ 1

喉だけで飲み込む

① スプレーで水を2、3回舌の上に吹き入れます。

② ゆっくり上を向いて、水が喉まで来たら口を開けたまま、喉だけで
水を飲み込みます。

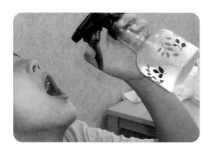 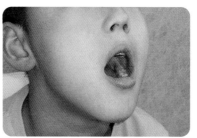

③ 口がどうしても閉じてしまう場合は、指を2本縦に
口に入れて閉じないようにして練習します。

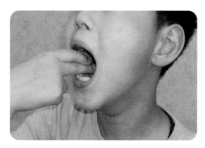

※ 水が奥舌でためられないときは、ガラガラうがいの練習をする
→初回に戻る（p56）

ポイント

飲み込みのときに動くところは、「カッ」と言うときに動く所と一緒です。
練習の前に「カッ」と言ってみて口の中の動く場所を確認しましょう。

飲み込み ステップ2

舌をスポットにつけて飲む

① 舌の上に、スプレーで水を吹き入れます。

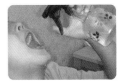

② 舌の先をスポットにつけます。

③ スティックを下の奥歯の上に置き、
スティックを噛んで、「イ」の口の形のまま水を
飲み込みます。

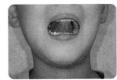

※ スティックを噛むのは隙間から舌の動きを見るためです
※ ①～③を10回繰り返します

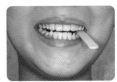

✕ 飲み込むときに
舌が歯の間に出てはいけません

※ うまくできない場合は、オプショントレーニングBを
行いましょう（p37参照）

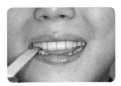

飲み込み ステップ 3

ステップ2を繰り返し行い、素早くできるように反復練習しましょう。

ポイント

・背筋を伸ばして、顎を上げましょう。
・舌が歯の間に出ないことを鏡で確認しましょう。
・「ごっくん」と飲むとき、舌が前に出ないように。
・舌でスポットを上に押しながら飲みます。
・何回やっても失敗しないように確認しましょう。

ステップ合格基準

ステップ2　1回でもうまくできたら合格。
ステップ3　何回やっても失敗しなければ合格。

飲み込み ステップ 4

飲み込むための姿勢チェック

頭頸部の筋肉の動きは姿勢によって影響を受けるため、
飲み込みのときの姿勢は重要です。
嚥下に使う筋肉に余分な力がかかっていないことが大切です。

注意点

① 足が床についている。あるいは正座。

② 背と首がまっすぐ伸びている。

③ ひじがテーブルの上に乗っていない。
   椅子やテーブルにもたれていない。

④ 顔と肩が前を向いて
   いる。

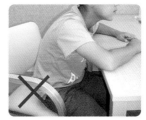 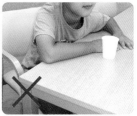

代償について

飲み込むときにいつも首や肩に力が入ったり、顎が前に出たり、唇や頬に力が
入ったりすることがあります。これは飲み込みのときに正しく舌を機能させるこ
とができず、他の部位の筋肉が飲み込みの動きを助けることから生じます。
これを「代償」といいます。
トラップが安定してくると代償は必要なくなります。鏡を見せながら「飲み込み
は舌だけの仕事だよ、舌だけが動きます」と舌に集中させると、代償が出なくな
ります。

＜注意＞ トラップはステップ5から行います。いまは気にしなくて良いです。

飲み込み ステップ 5

トラップゼリー

① ゼリー、ヨーグルトを用意します。

　ゼリーまたはヨーグルトを口に含み、唇を閉じて少し下を向き、ゼリーまたはヨーグルトを舌と上の顎の間にためます。
＝トラップ

② 舌の真ん中にゼリーまたはヨーグルトを少量のせます。

③ 舌先をスポットにつけ、舌と上顎の間にゼリーまたはヨーグルトを貯めて舌を上に吸い付けます（トラップする）。

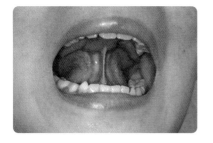
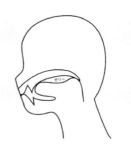

④ 歯をかんで、舌先はスポットを押しながらゼリーまたはヨーグルトを後ろに送り込んで飲み込みます。

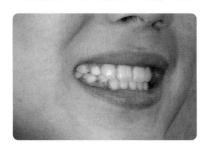
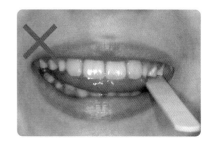

⑤ 飲み込んだ後は舌の上にゼリーまたはヨーグルトが残っていないか鏡でチェックしましょう（10回）。

飲み込み ステップ 6

トラップと送り込み

① 水を口に含み唇を閉じて少し下を向き、
口の中で舌と上の顎の間に水をためます。
＝トラップ

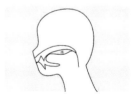

② 舌の上に水をためて口を開けて
そのまま10秒数えます。

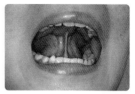

③ 上手にためられるようになったら、水をため
た上下の歯を大きく開けたりかみあわせたり
します。

④ 奥歯をしっかりかみ合わせ舌先でスポットを
押しながら唇を開けたまま水を飲みこみます。
（①〜④を10回繰り返します）

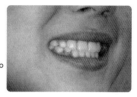

 **飲み込むときに舌が
歯の間に出てはいけません**

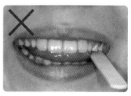

飲み込み ステップ 7

「トラップ」はとても大切なトレーニングです。このトラップがスムーズ
にできるようになるまで次にすすんではいけません。

ポイント

・あわてず、ゆっくりやるのがコツです。
・唇をあけたまま飲むのは、唇を使わないで飲み込む練習のために重要です。
・④が上手にできるようになったら、唇を軽く閉じて飲み込んでみます。
　飲み込む時に、唇が全く動かないように鏡で確認しましょう。

※「トラップ」がうまくできない場合は、オプショントレーニングHへ(p62)

オプショントレーニング H

水のトラップができない

【練習1】

「舌の基本運動・強化①②（舌　初回、ステップ1）」(p36)

「オープン・クローズ（舌　ステップ3）」(p41)

「ポッピング（オプショントレーニングD）」(p43)

の3つをしっかり繰り返す。

【練習2】

ゼリーでトラップの練習。　※ 流れないのでトラップしやすい

【練習3】

タブレット（ノンシュガー）でトラップの練習。

※ 固形なので舌で包む感じがわかりやすい

ポイント

上記の練習ができるようであったら、水のトラップをやってみる。

飲み込み ステップ 8

サッキング

① 舌の先をスポットにつけ、そのまま奥歯を噛みます。

② かみあわせた歯の外側からスプレーで、
　ひと吹きして唇の右か左の端に水を入れます。

③ 舌の横を歯の中で動かして「チェッチェッチェッ」
　と吸い込んで水を舌の上に引き寄せてから、
　唇を開けたまま舌でゴクンと飲み込みます（10回）。

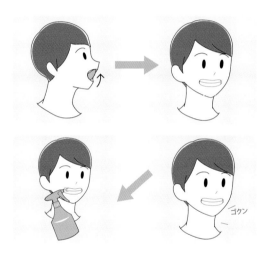

ゴクン

ポイント

口の中で水がどのように動いていくか感じながら、飲んでみましょう。
この練習では、舌の横側を使います。
舌の両横が、動いていますか？
普段もこの部分を使って、だ液を処理したり、
食べ物を奥歯の上に乗せたりします。

達成シール

①咀嚼・トラップ（ドライフルーツ）

丁寧に咀嚼して食塊を作る

① 口の中にレーズンやナッツを一粒入れます。

② 唇を閉じて奥歯だけでレーズンをよく噛みます。
   舌と頬を使って何度も奥歯の上に乗せて粒がなくなるまでよく
   噛みます。

③ 細かくなったら舌の上に集めます。
   舌を上顎につけて咀嚼した食べ物を包み込み(トラップ)奥歯を
   かみ合わせて唇を開けたまま飲み込みます。
   舌先はスポットを上に押すようにして舌が前に出ないように
   気をつけます。

④ 飲み込んだあとは、舌の上にレーズンが残っていないか、
   鏡でチェックしましょう（10回繰り返します）。

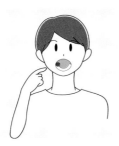 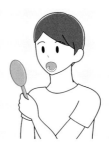

ポイント

・左右の歯に交互に食べ物を置きましょう。
・舌を使ってしっかり咀嚼の感覚をつかみます。
・食べ物を味わうためには咀嚼が重要です。
・しっかり噛むと唾液腺が活発に働きます。

※ 食べること全体がうまくてできない時はオプショントレーニングIへ（p66）

②咀嚼・トラップ（クラッカー）

① クラッカーやビスケットなど水分のない食べ物を一口かじります。

② 唇を閉じて奥歯でよく噛み、粒がなくなるまで噛みます。

③ 細かくなったら舌の上に集めます。舌をお口の天井にしっかりつけて（トラップ）奥歯をかみ合わせて、唇をあけたまま飲み込みます。

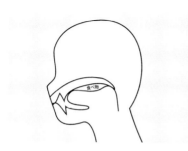
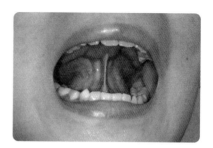

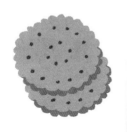
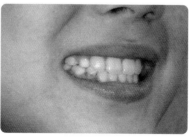
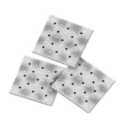

ポイント

上手になったら色々な食べ物で練習しましょう！

※ 前歯噛み、片側噛みの場合は、オプショントレーニングEへ（p48）

達成シール

「食べる」ことのトレーニング

食べること全体がうまくできていないときは
本人や家族と食事について話合って練習していきます。
必要なトレーニングを選んで行います。

①「一口量」

・ かきこまないようにする
・ 一口は口の中で動かせる量にする
・ 食事動作(箸使い) の練習をする
・ 良い姿勢で箸で口まで食物を運ぶと、一口を多く入れ過ぎない
・ 口に入る前にこぼすことが多いときは、箸使いの練習をする
・ 姿勢の確認
・ 手が机の上で自由に動くか
・ 首が前に出ていないか
・ 迎え舌になっていないか

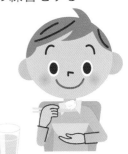

②「食事中の水分摂取」

・ 水やお茶で流し込まない
・ 食事中は汁物以外の水分をなるべく摂らない

③「前歯でかじる」「前歯で噛み切る」

・ 口より大きなものをかじり取って食べる
・ かじりとる食べ物を食事に出す
・ 前歯で噛む練習(前歯でチューブ噛み)をする

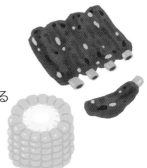

④「咀嚼」「奥歯で咬む」

ガムトレーニング

- 奥歯で噛む練習（奥歯でチューブ噛み）
- 口を閉じて咀嚼する習慣をつける
- 口が開いていると咀嚼時に口から食べこぼしが多い
- 口を閉じていたほうが効率よく咀嚼できる
- 口を開けて咀嚼することは行儀が悪い
- 肉などが噛みだまるのは臼歯でのすりつぶしができていない

⑤「食塊形成」「送り込み」

- 舌の中央に食物を集める
- 舌でトラップして、舌先でスポットを押しながら丁寧に送り込む

「飲み込み」トレーニング

- 噛みだまりが飲み込めないのは[トラップ→送り込み」が下手だから
  機能代償（p59）により異常な筋肉の動きの有無の確認
  （飲み込みトレーニング時に首や肩が動くか？）

⑥「お掃除嚥下」

- 口腔内食物残渣の確認
- 食物残渣を舌で収集してトラップ➡送り込み
  （ごっくん）で口の中が綺麗になるか確認

⑦「味を感じる・考える」

- よく噛むことで味覚を感じることを経験する

唇が動かずに水ひと口飲み

正しい水飲みが定着しているか確認しよう！

① 歯を噛んだまま、コップの水をひと口（少なめ）口に入れます。
② 唇を閉じて、舌で水を舌の中央に集めます。
③ 唇がまったく動かないように飲み込みます。

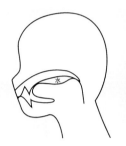 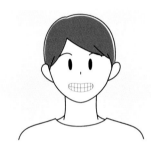

水のトラップのチェック
水を舌でトラップすることが安定的にできているか、
時々口を開けて見せてもらい、チェックします。

舌下の水サッキング

① 口を開けて舌の下に水を吹き入れる。
② 口唇を軽く閉じ、唇が動かないように水を舌の上に引き入れて
トラップして飲む。

※ 唇が動かず、舌の動きだけで飲み込みできるように練習しましょう。
※ この動きは、唾液の処理をするときの動きです。

達成シール

飲み込みの定着と確認

正しい水飲みの定着チェック

① コップの水をひと口（少なめ）口に入れます。
② 唇を閉じて、舌で水を舌の中央に集めます。
③ 唇がまったく動かないように飲みます。

トラップのチェック

① 水を舌でトラップすることが安定的にできるか？
② トラップして口を大きく開けても安定して水を貯めていられるか？
③ 食べ物の咀嚼トラップも定期的にチェックします。

サッキングのチェック

① 口を開けて舌の下に水を吹き入れる。
② 口唇を軽く閉じて、唇が動かないように、水を舌の上に集めて
　 トラップして飲む。
③ 唇がまったく動かないように練習しましょう。

口腔筋機能療法を指導していて私が思うこと

　日頃、お子さんに指導をしていて思うことがあります。「幼少時に獲得してしまった口呼吸や低位舌（舌が正しい位置より常に低い位置にある）、異常嚥下癖（まちがった飲み込み方）といったまちがった機能は、完全にはなくならないのかもしれない」と。

　こんなことを書くと「え？　じゃあ今やっているこの口腔筋機能療法ってなんなの？」と思われるかもしれません。

　口腔筋機能療法によって多くのお子さんの機能改善ができていることは事実です。しかしそれは、口呼吸や低位舌、異常嚥下癖がまったくなくなるということではなく、舌を正しい位置に維持したり、鼻呼吸をしたり、適切な嚥下（飲み込み）ができるように「も」なることなのではないかと。トレーニングによって、できることが増えるということ。適応能力が広がる、高まること、なのではないかと考えています。

　多くの方が期待を持って、お子さんにこの本のトレーニングを実践させていることと思います。大事なことは、その子の能力に広がりを持たせてあげることなのだと考えてください。口呼吸をたまにしてしまう、低位舌や異常嚥下癖で口腔周囲の筋肉に緊張が少し残ったとしても、大きな進歩が見られたなら、たくさん褒めてあげてください。お子さんができないことに言及するばかりでなく、その子のお口の機能が少しでも改善したのであれば、その点を一緒に喜んであげてください。

　小児は成長します。このことが口腔筋機能療法にとってはとてもありがたいことなのです。私は高齢者の摂食嚥下障害をみることがあります。ご家族は、「食べられるようになる」ことを期待されます。しかし、実際には困難なことが多いです。対照的に、小児は成長とともにとてもたくさんのことができるようになります。「やらせる」のではなく、理解させ一緒にやってみせて、「自分からやる」ようになると機能の発達は飛躍的によくなります。保護者の方、指導者の方、焦らないでください。どうか、小児の成長に寄り添ってあげてください。

口唇・顔面筋のトレーニング

リップポップ・赤唇マッサージ

リップポップ

口唇の感覚を高める。
上下の唇を合わせて巻き込み、一気に離すことによって音を鳴らす。

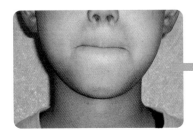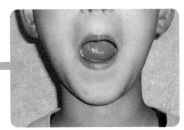

赤唇マッサージ

清潔な指で唇の赤いところをそっと触る。
軽く押す、軽くつまむ。

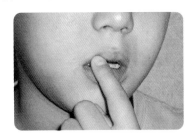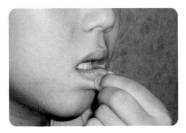

ポイント

・赤い所は唇の末梢で、敏感でよく動きます。
・感覚が高まると動きがよくなります。

下唇で上唇をひっぱる

① 上の唇を伸ばします。

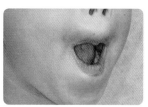

② 下の唇を上の唇を覆うように伸ばして
上げます。

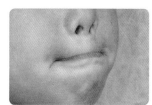

③ 下の唇で上の唇を引っ張るようにして
下ろします。

ポイント

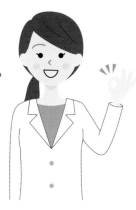

最初は思うように唇が動かないかもしれません。
繰り返すことによって動きがよくなります。
動きも形もよくします。

※ くり返して、何度も練習しましょう!

73

口唇・顔面筋 ステップ 2

①上唇マッサージ A

① 上の唇を伸ばします。

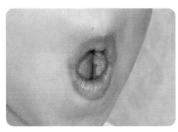

② さらにひとさし指で唇を押さえながら
　上唇を下向きに伸ばします(10回)。

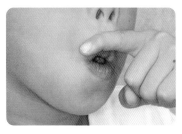

ポイント

動きの悪い上の唇をマッサージによって感覚を高め動きをよくします。
※「自分で伸ばすこと」「指で伸ばすこと」の両方が大切です。

②上唇マッサージ B

① 親指と人差し指で上の唇を優しく気持ちよく伸ばしましょう。
② 指を動かして唇の端から端まで伸ばしましょう（10往復）。

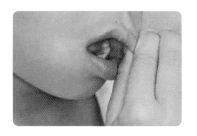 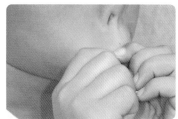

下唇のマッサージ

下の唇が弛緩して厚く前に出ている場合
や下の唇にいつも力が入っている場合は
下の唇も同じようにひっぱって
伸ばしましょう。

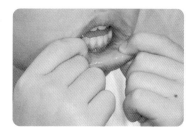

ポイント

口呼吸の子は上唇の動きや形が悪いので上唇の形と動きをよくする
ためのトレーニングです。
※毎日繰り返すことで変化が現れます。

筋刺激法　ご家族による他動的マッサージ

筋緊張が強く、または弱く、非常に動きが悪い場合のみ
行います。ご家族が清潔な手で行って下さい。

口輪筋

① 口唇を縦につまんで口唇に対して直角に縮める。
　 口唇の端から端まで。（上下とも3往復）

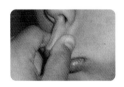

② 口唇と歯ぐきの間に指を入れ、外側に
　 膨らませるように口唇を伸ばす。
　 （上下とも1往復）

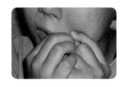

③ 人さし指を赤唇部に平行に当
　 てて押し上げるように縮める。
　 下口唇は押し下げる。（3回）

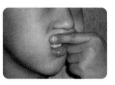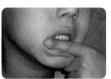

④ 口唇の外側を指で鼻の下から赤唇まで
　 歯に押し付けるようにして押し下げる。
　 （上のみ5回）

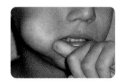

頬筋

人さし指を頬に入れ、内側から頬を膨らますように伸ばす。

オトガイ筋

① 下顎の骨のすぐ後(顎の下)を指でまっすぐ
上に押し上げる。(口の外から舌を上に押す
10回)

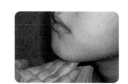

② スティックかスプーンの裏で舌を前から押す。
(3秒5回)

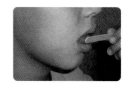

③ スティックか割り箸で舌を側方から押す。
(3秒5回)

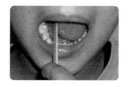

歯肉

歯と唇の間に指を入れ、指の腹で歯ぐきを
前から後ろに軽く擦る。
上下左右で4か所に分けて行う。
(1か所3回)

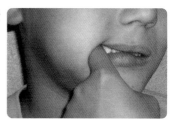

＜注意＞
・優しい力で十分です。力を入れすぎないように。
・無理やりせずに本人に確認しながらすすめます。

口唇・顔面筋 ステップ 3

赤唇合わせ ・ リップロール

赤唇合わせ

上下の唇の赤いところと赤いところを合わせて
力を入れて閉じる。唇を巻き込まずに
上下に押し合う。（歯に力がかからないように）

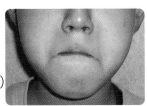

リップロール

唇を軽く閉じたまま口から息を出して
唇をふるわせる。
（口唇、頬、舌、喉のリラクゼーション）
※リップロールはできなくても次に進んでOK！

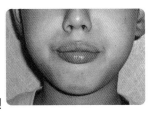

ポイント

・唇を閉じる感覚を高めます。
・リップロールは歌う前の準備運動にも
　最適です。

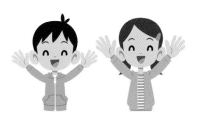

口唇・顔面筋 ステップ4

イーウー ほっぺぷんぷん

イーウー

① 鏡を見ながら力いっぱい「イー」の形に口角を横方向に引きましょう。

② そのまま力を入れて力いっぱい「ウー」の形に唇をつきだします。

③ ①と②を繰り返します(10回)。

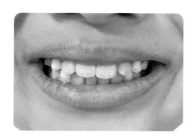
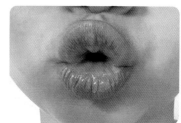

ほっぺぷんぷん

④ 頬を大きく膨らませます。

⑤ 頬も唇も歯につかないように
最大限にふくらませて1分キープ。

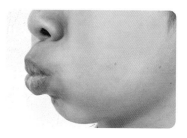

ポイント

「ほっぺぷんぷん」は、唇、舌の奥、頬のストレッチ、
鼻呼吸の4か所もトレーニングしています!

口唇・顔面筋 ステップ 5

顔ヨガ

前頭筋・眼輪筋・口輪筋

顔ギュッパッ

① 目と口をギュッと閉じて、顔を鼻の辺りに集める。

② 目も鼻もパッと開けて顔をなるべく大きく広げる。

③ ①と②を交互に行う（10回）。

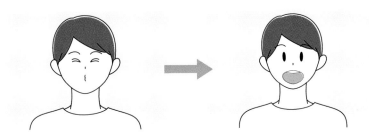

眉上げ

眉をなるべく高くあげたり、力を抜いて
下げたりします（5回）。

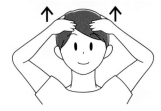

顔を縦に伸ばす

口を「お」の形にして下の方向に伸ばし、
目は思いっきり上を見て、顔を縦に伸ばす
（5回）。

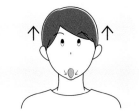

ポイント

口輪筋につながる顔全体の筋肉を動かして、魅力的な表情をつくり
ます。

達成シール

口角左右 ・ 顎左右

口角左右

① 口を閉じて口唇の力を抜いて、口角を左右交互に上げます。
② この動作を10回繰り返します。

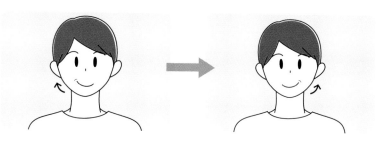

顎左右

①口を開けて「お」の形にする。
②顎を左右に動かします。
③この動作を10回繰り返します。

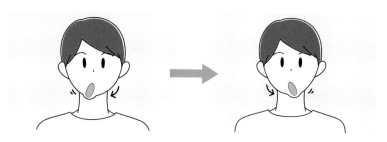

ポイント

鏡を見て口角を上げて笑顔の練習をしましょう。

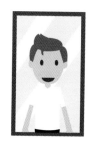

口唇・顔面筋 ステップ 7

①クリップ or ロールワッテ

※このトレーニングはそれぞれのステップで合わせて行います

口唇閉鎖不全（唇がいつも開いている）の場合

安静位で自然に閉じる口唇の形をつくります。
クリップかロールワッテ、どちらか好きなほうを使って、唇の形をより綺麗に整えていこう。

クリップ

ゼムクリップを90度曲げて、端を口唇の真ん中にはさみ、軽く自然に口を閉じる。
※歯で噛まずに唇で軽くはさむ。毎日できるだけ長い時間はさんで口を閉じていよう。

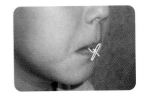

ロールワッテ

医療用ロールワッテ（ガーゼを丸めたものでもOK）を半分に切り、上唇の内側の奥（歯ぐきと唇の間）に入れ、包み込むように上唇を閉じる。
※毎日、できるだけ長い時間しよう。

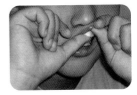

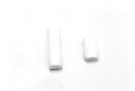

達成シール

②顎・首・舌ストレッチ

① 手を後ろに組み、胸を広げて、顎を上げた状態で、舌を天井に
向かって伸ばします。5秒維持します。

② そのままの姿勢で今度は口を「イー」の形にして
顎の下を伸ばします。5秒維持します。
（首が引っ張られるように力が入ります）

③ ①と②を繰り返します。5回ずつ行いましょう。

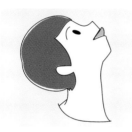 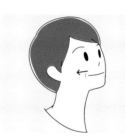

ポイント

口は顔の中で一番大きく動き、表情の要です。
美しい形、美しい動きの唇を目指しましょう。

顎(オトガイ)は下唇のすぐ下部のことです。
うめぼし状のシワがよるあたりです。

口唇・顔面筋 ステップ 8

頭部顔面マッサージ

① 耳の上の側頭筋のあたりに親指を置き、
　頭全体をすべての指先でつかみ、
　ゆっくりと圧迫しながら指先を回します。

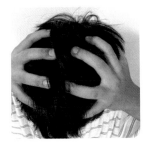

② 耳たぶを気持ちの良い方向へ
　2、3度ひっぱります。
　その後、耳全体を手で包み、ゆっくりと5回
　まわします。反対まわりで5回まわします。

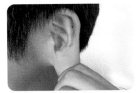

③ 眼窩の上の端を親指で、鼻のほうから順に押します。
　下の端を人差し指・中指・薬指の3本で優しく押します。

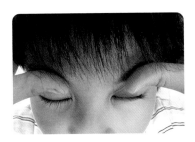
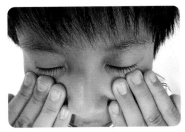

④ 頬骨の下に人差し指・中指・薬指3本を置き
　指全体で頬を押し上げます。
　その後ゆっくりと頬骨の上から
　頬骨を押すように5回まわします。

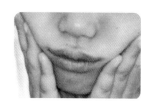

⑤ 中指・薬指の第一関節を咬筋の上に置き、
　手のひらで顎全体を包み、
　優しく回すようにして顎と咬筋をほぐします。

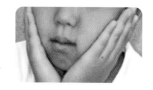

ポイント

優しく、気持ちよいぐらいが適度です。

皮膚をこすらないようにしてください顔全体のコリをほぐし、
血行をよくし、魅力的な表情をつくります。

口唇・顔面筋 ステップ 7を復習

毎日記録をつけてみましょう。少しずつでよいので時間的に長く、クリップや
ロールワッテを使用できるようにしましょう。テレビなどを見ているときや、勉
強のときににできるとよいですね。

達成シール

口角両側スマイルトレーニング

① 口唇を閉じ、両側の口角を上げてニッコリ笑った口の形を作る。（1分間）
② 左右が対称になっているか、口角が横に引っ張られていないか、上に上がっているかチェックする。

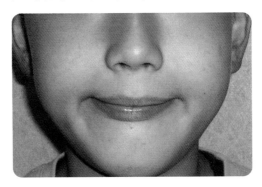

※代償（p59参照）で、目的としている動き以外の場所が動いてしまう、左右の動きに差があるなどの場合、鏡で本人に確認させ、余分な力を抜いて分離運動ができるようにしていく。

ポイント

笑顔の練習をしましょう。
鏡を見て練習すると上手になります。
目を隠しても笑っているとわかるような
口元をつくりましょう。

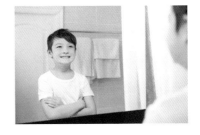

口唇・顔面筋 ステップ 7を復習

根気よく、毎日行います。「意識化から無意識化」を行うためにも、
クリップやロールワッテがなくても唇の形を意識して唇を閉じるようにしましょう。

オプショントレーニング K

美しい唇の形

唇の形を整える

① 口唇閉鎖不全（唇がいつも開いている）の場合、
　クリップを口唇の中央にそっとはさむ。
　（安静位での口唇閉鎖ができるようにする）

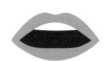

② 下口唇が厚い（下の唇の力が強い）場合、
　下の唇を少し中に入れるようにして
　クリップを唇にはさむ。

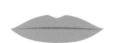

③ 上下の口唇の厚さが違う場合、
　上下の口唇の厚さが同じになるように
　クリップを唇にはさむ。

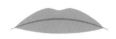

④ への字口を直そう。
　口が自然に閉じるようになると、への字口は
　改善しやすくなります。
　口角を左右交互に上げる。
　口角両側を同時に上げる。

ポイント

・唇は軽く閉じるようにする。
・なるべく長い時間、クリップをはさんで過ごす。
・短い時間でも回数が多いほうがいい。
・意識化から無意識化へ。
・クリップがなくても唇の形を意識して唇を閉じる。

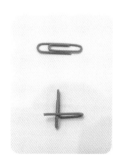

口唇・顔面筋 ステップ 10

唇グルグル

口を閉じてグルグル

口唇を閉じて、中から舌に力を入れて唇をグルグル押す。
（右回り10回、左回り10回）

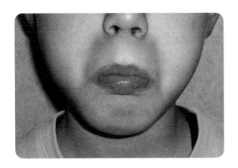 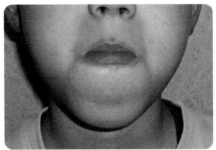

口唇・顔面筋 ステップ 7を復習

根気強く繰り返して確認をしましょう。
普段の生活で、無意識にできていることを確認しましょう。

口唇・顔面筋 定着

安静時に口唇が閉じているか

口唇閉鎖の定着

MFT（筋機能療法）で最後に残ってしまうのが口唇閉鎖不全です。
口が自然に閉じないと口呼吸が治りません。

安静位で口唇が自然に閉じる形になるまで少し時間がかかりますの
で、「クリップ」か「ロールワッテ」の継続が重要です。

指しゃぶりをやめさせる考え方

　「指しゃぶりは歯並びを悪くする」というのは、みなさんご存知ですから、保護者の方が心配されて医院に相談に来るというのはよくあることです。一般的に、指しゃぶりは3歳を過ぎた頃から少しずつ減ってきます。羞恥心が芽生えるようになってくると、指しゃぶりをしてしまうタイミングが、家にいるときや、寝る前のみなどに限定されていくことが多いです。指しゃぶりをやめるかは、「本人がやめたいという意思」を持てるかどうかにかかっています。この気持ちを持てるように、寄り添い、指導していくことがポイントとなります。また、家庭環境や親子関係といったところにも目を向けてあげて、配慮する必要があります。

　子どもに何か不安やストレスがあるようでしたら、指導は少し時期を遅らせることを考慮します。指導は、指しゃぶりをすることのデメリットより、指しゃぶりをやめることのメリットについて強調します。

　目標を立てます。まず1日、そして3日、1週間といったように目標を設定していきます。カレンダーを用意して、できた日に保護者の方とシールを貼るなどして成果が確認できるようにして、褒めてあげられるようにするとよいですね。苦いマニキュアを指に塗るであるとか、指サックのようなものをさせるというより、その子の気持ちを「やめたい」となるようにすることが、指しゃぶりをやめられる第一歩です。

口腔筋機能療法を助ける矯正器具
既成型のマウスピース

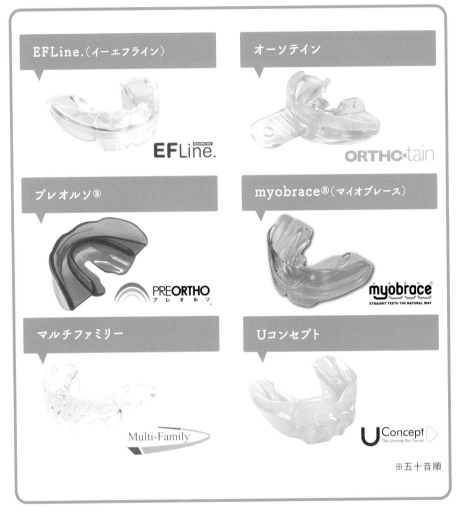

EFLine.（イーエフライン）

オーソテイン

プレオルソ®

myobrace®（マイオブレース）

マルチファミリー

Uコンセプト

※五十音順

MFT(口腔筋機能療法)をやっていると、既成型マウスピース(一般名称：歯列咬合誘導装置)に出会うことがあるかもしれません。これらは、口腔習癖の除去・改善や歯列弓の拡大(歯が生えるスペースの確保)などを目的としています。

管理医療機器のため、必ず歯科医師の指導(管理)のもとでご使用いただきたいと思います。また、歯ならびの矯正治療は自費診療となり、治療費はそれぞれの歯科医院により異なります。

修了証書

_____ さん

おめでとう！よく頑張（がんば）りました。あなたは口腔筋機能療法（こうくうきんきのうりょうほう）のすべてのステップができました。この先（さき）も、学（まな）んだことをしっかり続（つづ）けてくださいね。あなたが頑張（がんば）ったことは、すごいことだと思（おも）います。おめでとう！よくできたね！

そして保護者の方、お子さんの指導を支えていただき、ありがとうございました。お疲れさまでした。これからも定着のプログラムを定期的に行ってあげてください。

やったね！

おめでとう！

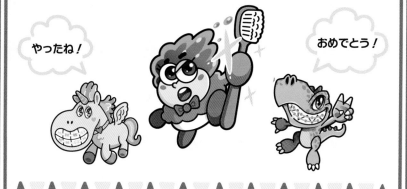

予防矯正®協会　認定指導者用MFTテーブル

	初回	ステップ1	ステップ2	ステップ3	ステップ4	ステップ5
呼吸	①スポットの確認 舌の正しい位置 ②口呼吸・鼻呼吸の話 スポットを確認して舌の正しい位置を覚えてもらいます。口呼吸・鼻呼吸の話はわかるようにしてあげてください。	長い呼吸① ゆっくりやります。緊張している子が多いです。リラックスした雰囲気で行いましょう。 鼻詰まりがあれば、オプショントレーニングAへ	長い呼吸② 長く吐く練習・吐ききる練習を行います。酸欠にならないように注意しましょう。	横隔膜呼吸① お腹の上下運動は、何か小さなぬいぐるみのようなものを置いて、本人がわかるようにしてあげるとよいです。	バランスボール バランスボールがない場合は、同じところをグルグル回るなど、軽い運動をさせます。	横隔膜呼吸② 立位・座位で横隔膜呼吸ができるようにしましょう。長い呼吸を立位で復習しましょう。できればバランスボールで鼻呼吸を整える練習をします。
姿勢	姿勢のつくり方① まずは確認です。1回やってみるという気持ちで行ってください。	姿勢のための体幹トレーニング 楽しく行うこと。身体を動かすのが目的です。身体が硬いとよい呼吸もできません。姿勢の確認も行いましょう。	姿勢改善のためのストレッチ① 鼻呼吸でできるとよいのですが、最初はうまくできません。あまり厳しくしなくてもよいです。ストレッチすることのほうが重要です。	姿勢のつくり方② 立位のよい姿勢で、呼吸のトレーニングをします。	姿勢改善のためのストレッチ② 毎日できるように指導します。身体が硬い子はうまくできません。回数を重ねて練習するように指導します。	姿勢のつくり方③ 座位のよい姿勢で、呼吸のトレーニングをします。
舌	舌の基本運動・強化① 舌先突出 舌背挙上(舌をお山)を行います。うまくできなくてもよいです。 舌の緊張が強ければオプショントレーニングB 過敏が強いときオプショントレーニングC	舌の基本運動・強化② ポッピング(タントン)を行います。遊びながらやりましょう。 舌先突出 舌背挙上の継続練習	舌の基本運動定着 挺舌維持(舌の先)舌背挙上 ポッピング(速い・遅い)をしっかり練習します。	①赤唇トレース ②オープン・クローズ ここは丁寧に行います。MFTの重要ステップです。できなければ前に進んではいけません。オープン・クローズができないとトラップはできません。 オープン・クローズができないときは、オプショントレーニングD	舌先スティック しっかり練習して、本人に自信をつけさせます。できない子も急ぎすぎず、少しずつできているところを褒めてあげながらやりましょう。	お山↔スプーン・舌の巻き上げ 奥舌が挙上できる機能を強化していきます。
飲み込み	うがいトレーニング 10〜20秒間のうがいができない場合は、オプショントレーニングBへ	喉だけで飲み込む ムセ込みに注意。無理やりやらせない。奥舌が挙上できないとうまくできません。舌トレーニングをステップ2までしっかり行います。	舌をスポットにつけて飲む 難しいようであれば、舌のステップ3までをしっかり行う。	舌をスポットにつけて飲む・強化 ここまでは、舌のステップとしっかり連動して行います。	飲み込むための姿勢チェック 身体を動かさずにステップ3までを行えるようにします。そのためにここで姿勢を整えて、適切な姿勢で、ステップ3までを指導します。	トラップゼリー ゼリーで練習することで、次のステップにおいて水でトラップができるようになります。
口唇・顔面筋	リップポップ・赤唇マッサージ 口唇などの感覚を高めます。	下唇で上唇をひっぱる 思うように口唇を動かせない子が多いです。ゆっくりその子ペースで付き添います。	上唇マッサージA・B 自分でやることが大事です。焦らせずゆっくりリラックスした環境でやりましょう。 筋の緊張が弱い場合は、オプショントレーニングJへ	赤唇合わせ・リップロール 口唇を閉じる感覚の練習です。	イーウー・ほっぺぷんぷん 口唇・頬のストレッチです。ステップ1から4まで何度も復習してください。口腔周囲筋のストレッチは、他のトレーニング項目の基礎となります。	顔ヨガ がんばって表情筋を動かして、表情が豊かになっていくことを一緒に喜んであげてください。

ステップ6	ステップ7	ステップ8	ステップ9	ステップ10	定着と確認
長い呼吸③ 最初はうまくできない子が多いです。その子のペースに合わせて呼吸6:吸気4の練習と、できればバランスボールでの練習をしてあげてください。	**深い呼吸①** 無理をせずに呼吸を整えることを優先しましょう。酸欠にならないように注意してください。	**深い呼吸②** 長く歩けるように練習します。リラックスして無理をさせないように注意してください。	**鼻歌・6:4腹式呼吸** 息継ぎを口呼吸でしてしまう子がいます。注意してください。 呼気6:吸気4の確認をしてあげてください。	**作業をしながら鼻呼吸** 作業は何でもよいです。折り紙や塗り絵など、その子がやりたいことをやらせてあげてください。得意なことや没頭できるもののほうがよいです。口唇閉鎖不全や口呼吸になっていないか、遊ばせながら確認してあげてください。	**定着のための確認** 姿勢チェックをしてください。長く静かな鼻呼吸を確認します。 （吸4止4吐6止4） 何気ない会話の中で、口唇閉鎖不全や口呼吸の確認をしてあげてください。口唇閉鎖不全は改善に時間がかかります。他のトレーニングとともに長い目で改善を図ります。
姿勢のつくり方④ よい姿勢にて呼吸のトレーニング（長い呼吸、横隔膜呼吸）をします。（立位・座位）姿勢改善のためのストレッチを復習します。	**姿勢のための足指トレーニング** 足の指が動かない子がいます。あわてさせず、少しずつ慣らしながら、やってもらいましょう。	**姿勢のつくり方⑤** 良い姿勢にて呼吸のトレーニング（長い呼吸、横隔膜呼吸、深い呼吸）をします（立位・座位）姿勢改善のためのストレッチを復習します。	**鼻歌・6:4腹式呼吸** 【姿勢の作り方】良い姿勢にて呼吸のトレーニングをする（立位・座位の復習） 【姿勢改善のためのストレッチ】復習		
舌の吸い付け持続・大きくグルグル 舌機能をより強化していきます。舌の可動域を大きくしていきます。	**舌の吸い付け前後・サッキング** 舌を口蓋につけながら前後運動ができるようにします。	**ガムトレーニング** 舌の動きと咀嚼を連動させる練習をしていきます。遊びの要素も含んでいます。楽しくやりましょう。 前歯噛み、片側噛みの場合は、オプショントレーニングEへ	**構音の確認** 構音の誤りをチェックして指導します。 できる子は、オプショントレーニングG	**リズムと速度** リズムはとても大事です。たくさんやりましょう。リズムがつくと機能があがります。	**定着のための確認** 適切な姿勢で、安静時に舌の位置が常にスポットにあることを確認してあげてください。
トラップと送り込み オープン・クローズが上手にできないとトラップはうまくできません。 お水のトラップができないときオプショントレーニングH	**トラップと送り込み・強化** ここは丁寧に行います。MFTの重要ステップです。できなければ前に進んではいけません。	**サッキング** お口の中で水分のコントロールが上手にできるようになるための訓練です。復習させて継続的に行いましょう。	**咀嚼・トラップ** 咀嚼と嚥下を連動させる練習をしていきます。食べることが全体がうまくできない時はオプショントレーニングEへ 前歯噛み、片側噛みの場合は、オプショントレーニングEへ	**唇が動かずに水ひと口飲み** 適切な姿勢で、安静位で口唇の筋肉を緊張させずに、水を飲み込めることを確認してあげてください。	**定着のための確認** 口唇を動かさずに水の飲み込み、トラップ、サッキングのチェックをしてあげてください。
（代償に注意　嚥下時の首や肩、顔の動き）					
口角左右・顎左右 口唇閉鎖不全の改善のために口角挙筋と口角下制筋の動きをよくしていきます。	**①クリップ or ロールワッテ** **②顎・首・舌ストレッチ** 「クリップ or ロールワッテ」はこの後、ずっと行い、確認していきます。	**頭部顔面マッサージ** 優しく気持ちよく感じるように行います。他のトレーニングで疲れがみえてきたらこちらをやってあげましょう。	**口角両側スマイルトレーニング** 笑顔を一緒につくることは楽しいことです。リラックスして行いましょう。 唇の形を確認して、必要であればオプショントレーニングK	**唇グルグル** 舌と口腔周囲筋の連動を行います。	**定着のための確認** 安静時に口唇が閉じているかを確認していきますが、口唇閉鎖不全の改善には時間がかかります。経過観察では、クリップ or ロールワッテやスマイルトレーニングを行って、口角挙上筋を意識させてください。

医療従事者の方へ

この本を手にとっていただき、ありがとうございます。
口腔筋機能療法は、子どもに関わる、多くの業種の方々に行なっていただける可能性があります。
看護師、管理栄養士、保育士、介護福祉士、理学療法士、言語聴覚士、作業療法士、保健師、養護教諭、etc.........
歯科医師、歯科衛生士、歯科助手の方のみならず口腔筋機能療法は、他業種で活用していただき、それぞれのフィールドで子どもたちの支援に活かしていけると考えております。

もし、この本を手にした方で、口腔筋機能療法を指導したいとお考えの方は、下のQRコードからYoutubeチャンネルを御覧ください。

多くの多業種の先生方とともに、口腔筋機能療法が広がり、たくさんの子どもたちに届けられることを願っています。

▶ 悪い歯ならびを予防したい歯医者さん **Youtubeチャンネル**

 この書籍で含めることができなかった内容、皆さんからよく頂く質問をYoutubeチャンネルで公開しています！

制作協力者 紹介

姿勢指導協力

理学療法士　森匡宏

写真協力

徳倉 結翔

デザイン協力

安藤 扶美

協力

Study Group

悪い歯ならびを治したい歯医者さん

予防矯正®協会

Special Thanks

株式会社 船井総合研究所

矢田 琢朗

榎本 徹也 他

参考文献

1. 高橋治，高橋未哉子．新版　口腔筋機能療法 MFTの実際　上巻　MFTの基礎と臨床例．東京：クインテッセンス出版，2012．

2. 高橋治，高橋未哉子．新版　口腔筋機能療法 MFTの実際　下巻　口腔機能の診査とレッスンの進めかた．東京：クインテッセンス出版，2012．

3. 竹内正敏．筋の生理から運動指導・手技療法まで歯科臨床が変わる筋機能学こと始め．東京：砂書房，2012．

4. Zickefoose WE, Zickefoose J. Orofacial myofunctional therapy complex cases. Advanced course manual. Placerville: O.M.T. Materials, 2006.

5. 山口秀晴，大野粛英，高橋治，橋本律子（監修）．増補カラー版　MFT臨床　指導力アップ・アドバンス編．東京：わかば出版，2018．

6. 藤木辰哉．新　お口でこんな動きできるかな？：口の適応力向上トレーニング．東京：医学情報社，2016．

クインテッセンス出版の書籍・雑誌は、歯学書専用通販サイト『**歯学書**.COM』にてご購入いただけます。

PCからのアクセスは…

歯学書　検索

携帯電話からのアクセスは…

QRコードからモバイルサイトへ

著者略歴

徳倉　圭（とくら　けい）

2000年	米国カリフォルニア州Santa Monica College正規留学中退
2005年	中央大学法学部法律学科卒業
2011年	愛知学院大学歯学部卒業
2016年	朝日大学大学院口腔構造機能発育学講座歯科矯正学分野修了 口腔周囲筋の研究で博士（歯学）号授与

【役職・資格】
徳倉歯科口腔外科・矯正歯科院長
医療法人社団PLVS VLTRA理事長
朝日大学医科歯科医療センター障害者歯科非常勤講師
朝日大学医科歯科医療センター歯周病科専修医
日本矯正歯科学会　認定医
日本老年歯科学会　認定医

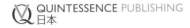

悪い歯ならびは予防できる！
予防矯正®のための口腔筋機能療法
（よ ぼうきょうせい）（こうくうきん き のうりょうほう）

| 2022年 9 月10日　第 1 版第 1 刷発行 |
| 2024年11月15日　第 1 版第 3 刷発行 |

著　　　者	徳倉　圭 （とくら けい）
発　行　人	北峯康充
発　行　所	クインテッセンス出版株式会社

東京都文京区本郷 3 丁目 2 番 6 号　〒113-0033
クイントハウスビル　電話(03)5842-2270(代表)
　　　　　　　　　　　　　(03)5842-2272(営業部)
　　　　　　　　　　　　　(03)5842-2279(編集部)
web page address　https://www.quint-j.co.jp

印刷・製本	横山印刷株式会社

Printed in Japan
ISBN978-4-7812-0895-4　C3047